DE LA
RÉTENTION DU PLACENTA

APRÈS LES FAUSSES COUCHES

DES CINQ PREMIERS MOIS DE LA GROSSESSE

PAR

FÉLIX EBSTEIN

DOCTEUR EN MÉDECINE

Ancien élève de l'École du service de santé militaire de Strasbourg
Aide-major stagiaire au Val-de-Grâce (Paris).

> La femme qui avorte n'accouche que d'un placenta ; l'expulsion de l'embryon n'est comptée pour rien ; tant qu'elle n'est pas délivrée. elle n'est pas accouchée.
>
> Antoine Dubois.

PARIS

PICHON ET Cⁱᵉ, LIBRAIRES-ÉDITEURS

14, RUE CUJAS, 14

1872

A MON EXCELLENT PÈRE, A MA BONNE MÈRE,

Pour tant d'amour, tant de sacrifices. permettez-moi, chers parents, de vous dédier mon
premier travail comme un bien faible témoignage
de ma profonde gratitude et de mon inaltérable affection.

A MA CHÈRE SŒUR LOUISE

A MES SŒURS, FRÈRE ET BEAU-FRÈRE,

Affection et dévouement.

A MON ONCLE SIMON EBSTEIN

Reconnaissance.

A TOUS CEUX QUI M'AIMENT.

F. EBSTEIN.

A STRASBOURG
Regrets, espoir !

A MONSIEUR LE GÉNÉRAL VICOMTE DE SALIGNAC-FÉNELON
ANCIEN MEMBRE DU CONSEIL GÉNÉRAL DU HAUT-RHIN

A MON PRÉSIDENT DE THÈSE, MONSIEUR LE PROFESSEUR PAJOT

A MES MAITRES DE LA FACULTÉ DE STRASBOURG

A MES MAITRES DE LA FACULTÉ DE PARIS.

F. EBSTEIN.

DE LA RÉTENTION DU PLACENTA

APRÈS LES FAUSSES COUCHES

DES CINQ PREMIERS MOIS DE LA GROSSESSE

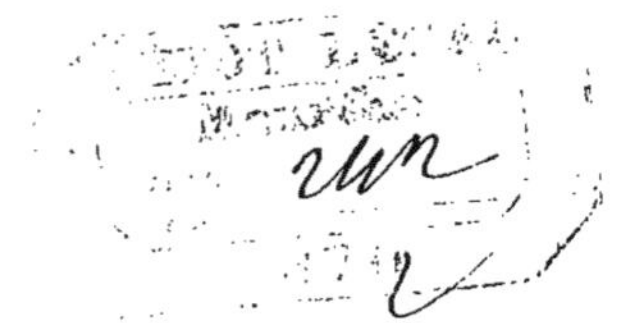

> Corruptiones graviores sunt quam partus.
> HIPPOCRATE.
>
> La femme qui avorte n'accouche que d'un placenta ; l'expulsion de l'embryon n'est comptée pour rien ; tant qu'elle n'est pas délivrée, elle n'est pas accouchée.
> Antoine DUBOIS.

INTRODUCTION

Les contractions de la matrice, secondées par les efforts de la mère, ne suffisent pas toujours pour déterminer l'expulsion du placenta ; alors, si l'art n'intervient pas d'une façon utile et opportune, il peut arriver que le délivre se trouve emprisonné dans l'intérieur de l'utérus, dont le col s'est reformé et refermé ; c'est-à-dire il peut y avoir rétention du placenta.

Nous avions d'abord en vue de traiter de la rétention du placenta, tant après l'accouchement à terme qu'après l'avortement ; mais nous n'avons pas tardé à être effrayé par l'étendue du sujet et, à notre grand regret, nous avons été obligé, vu la faiblesse de nos ressources et le temps limité qui nous est assigné, de nous restreindre à l'étude de la rétention de l'arrière-faix après les fausses couches.

Il existe encore, en effet, sur la délivrance dans l'avortement, bien des points en litige et, bien que nous n'ayons pas la prétention de venir jeter un jour nouveau sur cette étude si intéressante, nous avons pensé qu'il ne serait peut-être pas complétement superflu d'examiner de nouveau la question et les diverses opinions qui ont été émises sur elle ; de chercher, par l'examen comparatif et impartial des faits, à tirer quelques conclusions qui, si elles avaient le malheur de ne pas être exactes, auraient au moins le mérite d'être sincères. — N'arriverions-nous, d'ailleurs, qu'à nous éclairer nous-même sur cette partie de la science si complexe, si délicate, si difficile, qui met souvent le praticien dans un bien cruel embarras, que nous nous croirions encore amplement récompensé de notre travail.

On entend, ordinairement, par avortement l'expulsion de l'embryon dans les sept premiers mois de la grossesse.

Pour le cas particulier qui nous occupe, il est à remarquer que les phénomènes que nous aurions à décrire pour les avortements du sixième et du septième mois sont, à très-peu de chose près, complétement identiques à ceux qui se présentent dans les accouchements à terme. Nous les laisserons donc de côté et renvoyons, pour ce qui les concerne, à ce qui a été écrit sur la rétention de l'arrière-faix après l'accouchement.

D'ailleurs, comme nous le prouvons par des chiffres au chapitre pronostic, c'est précisément dans les cinq premiers mois de la grossesse que les cas de rétention du délivre sont les plus fréquents ; ce qu'Ambroise Paré avait déjà constaté quand il disait : « Tout ainsi que nous voyons les fruictz des arbres, lesquelz ne sont encores en parfaicte maturité, plus difficilement tumbent que ceulx qui sont du tout meurs. Car adonc qu'ilz sont en parfaicte maturité, tumbent d'eulx mesmes. Aussi se séparent et dépriment ledict chorion contre la matrice quand l'enfant est à son terme. »

Nous n'entendons donc traiter, absolument, que de la rétention du placenta après les fausses couches survenant dans les
cinq premiers mois de la grossesse.

Pourtant, il se présente ici une question qui nous a intéressé
à un haut degré et que nous demandons la permission d'étudier avec quelques développements : nous voulons parler de la
résorption du placenta dans la matrice.

Des hommes dignes de foi à tous égards, des praticiens du
plus grand mérite, des accoucheurs qui s'appellent Nœgelé,
Salomon (de Leyde), Osiander, Adami, Villeneuve, Porcher
(de Charleston), Schmidtmuller, Steinberger, Dubois, Velpeau,
Stoltz, etc., ont publié des observations de résorption placentaire décrites avec un soin des plus minutieux.

Et en présence de ces noms, illustres pour la plupart, nous
n'osons certainement pas, nous qui essayons nos premiers pas
dans la science et manquons totalement d'expérience, nier
d'une façon absolue la possibilité de ces résorptions. Nous ne
pouvons pourtant pas nous résoudre à accepter cette opinion,
qui est d'ailleurs celle d'un maître que nous vénérons, M. le
professeur Stoltz, sans poser immédiatement de nombreuses
restrictions. « Au reste, dit Nœgelé lui-même à ce sujet, je
suis loin de méconnaître combien il est facile de se faire illusion et combien il y a de difficultés pour se procurer des
observations à l'abri de toute objection. »

Velpeau, qui a publié trois observations de résorption placentaire parmi lesquelles il y en a une qui est assurément la
plus concluante et la plus irréprochable de toutes celles qu'on
connaît, ne paraît pas complétement convaincu de la réalité de
cette résorption ; et, après s'être demandé comment un corps
aussi complexe, d'une texture aussi solide, pouvait disparaître
insensiblement et pénétrer, molécule par molécule, dans le tor-

rent circulatoire, il dit : « Qui prouve que morcelé, ramolli par la putréfaction le délivre ne s'est pas échappé du vagin à l'insu de la femme et de ceux qui l'entouraient ? »

Nous en dirons tout autant pour Paul Dubois, qui, après avoir publié une observation de résorption, cherche à s'en rendre compte et termine par ces mots : « Avouons que cette question de l'absorption n'est pas encore complétement élucidée et que c'est une de celles qui appellent de nouvelles recherches. »

Nous avons recueilli toutes les observations de résorption que nous avons trouvées dans les auteurs français, anglais et allemands et nous avons pu ainsi en réunir vingt-cinq, parmi lesquelles il en est beaucoup qui ne méritent même pas qu'on s'y arrête un instant.

Le cadre de ce travail ne nous permettait pas de les y faire entrer soit *in extenso*, soit même en résumé. Pourtant, chemin faisant, nous analyserons, en les discutant, les plus importantes de ces observations.

Pour la commodité et la clarté de la discussion, nous les avons divisées en deux catégories : 1° celles où il n'y a eu aucune expulsion de matières putrides ; 2° celles où il y a eu des écoulements fétides contenant des matières en décomposition.

Dans la première catégorie se rangent les obs. I et II de Nœgelé, celles de Gabillot, de d'Outrepont, de Villeneuve, de Gourrier de Carcassonne, de Velpeau, de M' Glower, d'Ingleby, de Bergmann et de Paul Dubois.

Voyons, d'abord, d'une façon générale comment, dans ces cas, le placenta a pu disparaître et quelles sont les causes qui ont pu faire croire à sa résorption.

Nous croyons que la possibilité d'une erreur volontaire, de la part de la malade ou de son entourage, n'est pas à dédaigner complétement. Souvent, en effet, les femmes donnent peu ou point d'importance à des flux de longue durée, survenant après un accouchement ou un avortement, les regardent comme une chose très-normale, s'ils ne sont pas trop copieux, et les cachent tant à leurs proches qu'à leur médecin.

Il sera bien moins rare de voir le placenta éliminé à l'insu de la femme, à la faveur de la première période menstruelle, par exemple, car il est à noter qu'aucun des partisans de la résorption n'a songé à examiner et à analyser les premières règles. Ne peut-il arriver, aussi, qu'après quelques douleurs, ou même sans cette condition, qu'après une légère hémorrhagie prise pour un retour des règles, la femme, en allant à la selle, rende, avec quelques caillots sanguins, un placenta dont la présence ne sera constatée que fortuitement.

Et ce que nous avançons ici sera surtout possible quand le placenta aura séjourné dans l'utérus un temps plus ou moins long ; et les observations ne manquent pas à l'appui de ces rétentions prolongées ; Cazeaux, Hopher, Moreau, Thornton, Dufour, Depaul, etc. en ont vu qui ont duré de quelques semaines à six mois ; Millard, Charrier, Prost, de huit à onze mois ; Pasta, de trois ans ; Schenck, de dix-sept ans ; A. Paré et Richard citent même des délivres qui ont été retenus jusqu'à la mort, sans provoquer d'accidents, et qu'on a retrouvés à l'autopsie, Desormeaux, Deubel, M^ll Laugel, etc. ont vu une nouvelle grossesse survenir et le placenta retenu n'être expulsé qu'avec le produit de cette nouvelle conception.

Ce délivre, naturellement très-petit (dans toutes nos observations, ou bien ce ne sont que des fragments qui sont retenus ou bien ce sont de petits délivres du troisième ou quatrième mois de la gestation), diminuera encore très-sensiblement de volume et se ratatinera pendant son séjour dans l'utérus ; il permettra, par conséquent, à la matrice, de revenir à peu près à son volume et à son état normal ; et, dans ce cas, si l'on n'a rien vu sortir par la vulve, on pourra encore être porté à croire qu'il y a eu résorption.

Outre ces modifications dans son volume, il peut en subir dans sa structure, il peut se transformer en hydatides, en môles (Burns, Angus, etc.) ; ces derniers cas sont très-rares, il est vrai.

Enfin, le placenta peut présenter des anomalies de différentes espèces, grâce auxquelles il passera souvent inaperçu. « Le placenta, dit Mme Boivin, affecte ordinairement la forme circulaire, mais il peut en présenter d'anormales. Quelquefois les vaisseaux du cordon se subdivisent dans une masse de tissu rouge gélatiniforme ; d'autrefois, les vaisseaux ombilicaux, au lieu de terminer leurs divisions par des houppes capiliformes, se prolongent dans toute l'étendue du sac fœtal, de sorte que le placenta, privé de son parenchyme, est presque entièrement membraneux, et parfois tellement que quelques-uns, pour qui cette disposition était inconnue, crurent à la possibilité de l'absence de placenta et ont écrit que le fœtus était né sans cet organe intermédiaire de la circulation de la mère à l'enfant. »

L'illustre sage-femme dit avoir rencontré, personnellement, plusieurs cas de placentas mal conformés qui, s'ils n'eussent été extraits de l'utérus, auraient pû faire croire à l'absorption d'un arrière-faix de forme et de volume ordinaires.

Elle cite un cas qu'elle examina avec MM. les professeurs Dubois et Duméril et où le placenta représentait une toile veloutée de 12 pouces d'étendue dans un sens, de 9 à 10 pouces dans l'autre et de 2 à 3 lignes seulement d'épaisseur dans les points les plus épais, points qui étaient disposés à une certaine distance les uns des autres.

Elle cite un autre cas où le placenta était réduit à deux grands lambeaux de membranes, sur lesquelles se dessinaient de longues et sinueuses divisions des vaisseaux ombilicaux. Le cordon n'offrait guère qu'une ligne et demie de diamètre, n'était point tortillé et n'était composé que de deux vaisseaux, une artère et une veine. Haller, Wrisberg, Sandifort, Schweighauser, Rigby et William Tumbel en ont aussi rapporté des exemples.

Mme Boivin cite encore des placentas dont elle compare la figure à celles des groupes d'îles irréguliers que l'on remarque sur les cartes géographiques. C'est une masse inégale, très-mince en différents endroits, superficiellement répandue et attachée sur un côté de l'utérus ; les bords se terminaient par des prolongements et des échancrures plus ou moins considérables

La troisième observation de Mme Boivin est celle d'un placenta gélatiniforme dans sa totalité, avec quelques vaisseaux.

D'Outrepont a une fois vu le cordon ombilical se diviser sur une poche de l'amnios ; Conby l'a vu terminé par un nœud s'attachant à l'utérus ; Smellie et Pfaff, enfin, en ont vu de gélatiniformes.

Voilà bien des causes qui ont pu induire en erreur des observateurs, même des plus attentifs. Et, si nous étudiions chacun des cas en particulier, il serait facile de voir qu'à tous, sans exception, s'appliquent les considérations précédentes. Dans les trois premières, la femme perdue de vue au bout de peu de temps ; dans l'observation de d'Outrepont, on extrait le cordon et un morceau des membranes et immédiatement l'utérus se rétracte (*grosseur d'un poing d'homme*). Il est évident qu'un utérus, contenant un délivre, quelque petit qu'il soit, sera plus gros que le poing, *trois heures* après l'accouchement d'un fœtus de six pouces de long.

Dans l'observation de Paul Dubois, que voyons-nous ? Extraction, d'abord, de la presque totalité du délivre; un lambeau très-petit reste seul adhérent. Quelque temps après, à deux reprises, extraction de quelques fragments placentaires. Donc, s'il y a eu rétention, ce n'a été que d'une portion insignifiante du délivre; et l'on admettra avec nous que tout s'est passé naturellement, surtout si l'on considère que les lochies ont été fétides pendant une semaine.

Il est pourtant une observation devant laquelle on est forcé de s'arrêter un instant : c'est celle de Velpeau où il y eut mort au bout de quatre jours de rétention, dans un avortement qui avait eu lieu pendant l'évolution d'un érysipèle grave, avec fièvre énorme et adynamie profonde. A l'autopsie, on ne trouva rien dans l'utérus.

Nous ne chercherons pas à expliquer ce qui s'est passé; nous l'ignorons; nous ne ferons qu'une seule objection, mais nous la croyons irréfutable ; c'est que chez une femme malade, dans un état complet de prostration, d'adynamie, chez qui, par conséquent, toute vitalité est presque éteinte, il est absolument impossible que le placenta ait été résorbé en trois ou quatre jours.

Passons maintenant à la seconde catégorie d'observations, comprenant l'observation III de Nœgelé, celles d'Olavide, de Porcher de Charleston, de Salomon de Leyde, de Schmittmuller, de Bürger, de Steinberger, de Kyll, de Stoltz, d'Adami, d'Osiander, de Planque, de Morlane et de Deubel.

Dans tous ces cas, il y a eu des écoulements fétides plus ou moins copieux, qui ont duré jusqu'à deux mois et qui ont souvent, de l'aveu même de l'observateur, charrié des débris placentaires et membraneux. Or, nous ne croyons pas qu'on puisse accorder à des observations de cette espèce la moindre valeur démonstrative à l'appui de l'hypothèse de la résorption placentaire.

En effet, les lochies fétides, charriant des matières putrides plus ou moins consistantes, les selles fétides aussi, enfin, tous les symptômes de fièvre et d'intoxication putrides prouvent surabondamment que le placenta s'est décomposé dans l'intérieur de la matrice. Or, il est aisé de comprendre comment, au bout d'un temps plus ou moins long, un délivre ou une portion de cet organe est réduit à sa trame fibro-vasculaire par le ramolissement et la décomposition putride du tissu cellulo-muqueux qui se fond, se liquéfie, se désagrége totalement et est entraîné avec le sang et les lochies. « N'est-il pas possible, dit Cazeaux, que l'espèce de détritus sanieux, auquel donne lieu sa putréfaction, se soit mélangé aux lochies putrides qui s'écoulent dans ce cas. » Quelques lambeaux filamenteux, voilà tout ce qui reste souvent du placenta, et combien facilement le délivre, ainsi réduit, pourra s'échapper sans que la malade en ait conscience, pendant les efforts de défécation par exemple.

Nous ne voulons pas dire par là qu'il n'y ait eu aucune absorption de certaines parties en voie de décomposition. Une telle absorption peut, certainement, avoir lieu et a lieu dans un grand nombre de cas ; les observations que nous citons le prouvent suffisamment. On y voit, en effet, le parenchyme du gâteau placentaire tomber en dissolution, le flux lochial fétide contenir des grumeaux épais et, en même temps, se manifester les symptômes les plus évidents d'une intoxication putride, tels que vomissements et selles nombreuses et fétides, une fièvre intense, etc. et même une ophthalmie purulente suivie de cécité. (Obs. de Salomon, de Leyde.)

Or, ces phénomènes d'intoxication ne peuvent assurément

être produits que par l'absorption, par les vaisseaux utérins, d'une partie du liquide septique contenu dans l'utérus.

Mais, quand les auteurs parlent de la résorption du placenta, ils ne veulent généralement pas entendre par là la résorption de la masse placentaire liquide et putréfiée, mais une résorption complète du gâteau encore adhérent, sans qu'il y ait eu désagrégation ou liquéfaction de ses particules dans la cavité utérine. Et ce n'est, bien entendu, que cette dernière opinion que nous cherchons à combattre ici.

Examinons-nous ces observations en particulier? Que dire, par exemple, du cas d'Olavide, où il est sorti par la vulve « *un caillot membraniforme tellement défiguré qu'on ne put en reconnaître la nature, un sang noir, épais, fétide, une matière de la consistance d'un chocolat épais, d'odeur de chair pourrie et des filaments membraneux.* » Les commentaires nous semblent inutiles, mais il faut réellement y mettre beaucoup de bonne volonté, pour entrevoir seulement, dans cette observation telle qu'elle est décrite par l'auteur, un vestige de résorption placentaire.

Le cas de Stoltz rentre complétement dans cette catégorie. Et n'oublions pas que dans toutes ces observations, excepté celle de Porcher, le placenta a été extrait en partie plus ou moins considérable. Ce n'est qu'un fragment, quelquefois extrêmement petit, qui a été retenu et qui a suffi, par sa décomposition, à produire les accidents septiques dont nous avons parlé.

Dans l'observation de Porcher, de Charleston, la seule où le délivre d'un fœtus à terme ait été retenu en totalité, il y eut une fièvre putride intense, un écoulement de matières fétides et épaisses, pendant trois semaines entières, au bout desquelles le col était encore ouvert et permettait de sentir le placenta adhérent. A deux reprises arrivèrent de fortes tranchées utérines, après quoi le col se reforma et se referma, les accidents disparurent et la malade fut perdue de vue.

Pour nous, il ressort clairement de ce qui précède, que le placenta s'est décomposé en partie, que cette portion a été éliminée avec les lochies et que le reste a été expulsé lors des tranchées utérines qui survinrent trois semaines après et se renouvelèrent deux fois à un ou deux jours d'intervalle.

D'autres fois le placenta ou plutôt les fragments placentaires expulsés ont été pris pour des caillots et, comme le fait très-bien remarquer Mme Lachapelle, rien ne ressemble plus à certain tissu de placenta que les caillots de sang qui ont séjourné quelque temps dans l'utérus et *vice versa*. « Il est bon de savoir, dit l'illustre sage-femme, que les caillots fibrineux et compactes en imposeraient aisément à des esprits prévenus et peu attentifs. Il faut avoir recours quelquefois à la macération pour démontrer la structure réelle de ces masses. »

Dans sa troisième observation, Nœgelé dit avoir extrait la presque totalité du délivre ; l'illusion est souvent facile dans ce cas et on a vu des accoucheurs, habiles d'ailleurs, se tromper sur la disposition rugueuse, inégale, du point qu'occupait le placenta, emporter avec les ongles des lambeaux de cette portion de l'utérus, croyant enlever des débris placentaires.

Dans le cas de Salomon, de Leyde, 24 heures après l'accouchement, l'utérus était contracté et son fond n'excédait pas le bord du pubis ; il fallait donc que le placenta fût bien petit ; car on sait combien cette rétraction rapide de la matrice est loin d'être habituelle.

Il y a eu des lochies puriformes, d'une odeur de putréfaction très-prononcée ; d'ailleurs, Salomon nous dit lui-même : « Que l'enfant n'était pas à terme, qu'il était mort depuis longtemps,

que le cordon était desséché et mince comme un fil d'archal.»
Il est donc probable que les dimensions du placenta étaient en
rapport avec celles du cordon et qu'il devait être aussi atrophié.

On a voulu comparer la résorption du placenta à celle d'un
caillot sanguin. Cette comparaison pèche par la base : le caillot
n'est pas organisé, se désagrége facilement, tandis que le placenta est composé d'un tissu complexe, présente des parties
très-réfractaires à l'absorption, telles que la gaîne des vaisseaux,
leurs tuniques, la membrane lumineuse et la portion du cordon qui lui reste adhérente.

Admettons même que le placenta non décollé continue à vivre,
sa nutrition ne pourra guère être active ; ce ne sera plus que
par imbibition qu'il empruntera à la muqueuse utérine les quelques éléments dont il a besoin pour ne pas mourir. Or, quels
que soient les corps qui sont en présence, nous croyons que
l'une des conditions essentielles, pour que l'un puisse être re-
sorbé par l'autre, est une circulation des plus actives.

On a aussi cherché des analogies dans l'atrophie des franges
du chorion dans les endroits qui ne correspondent pas au placenta, dans le ratatinement des tumeurs fibreuses ou des pédi-
cules de polypes après l'extraction de la masse totale, etc.

Pour les franges choriales, nous répondrons seulement qu'elles
n'ont pas été résorbées, cela a été un simple arrêt de développement ; de plus, ces franges ne peuvent pas être comparées à un
placenta constitué, et enfin les conditions de vitalité, dans les
deux cas, sont bien différentes.

Dans les tumeurs et les polypes, les vaisseaux pénètrent dans
toute la masse, tandis que les franges du placenta ne sont que
baignées par le sang de la matrice.

Joulin fait une autre objection : « La résorption, dit-il, dont
l'action se produit d'abord sur les points de contact, aurait pour

premier résultat de faire disparaître les moyens d'union qui fixent le placenta et d'en déterminer le décollement et consécutivement l'expulsion ; car le placenta détaché se putréfie inévitablement. »

Disons pour terminer qu'on a invoqué, Velpeau entre autres, les grossesses extra-utérines où le fœtus s'est trouvé réduit à son squelette ; d'autres fois des placentas ayant subi les métamorphoses les plus diverses, tantôt ramollis, presque liquides, tantôt ratatinés, crétifiés ou totalement disparus.

Dans un cas de Deumann, où la femme vécut encore 32 ans, on trouve un cordon ombilical long de six pouces, mais plus trace de placenta. Le fœtus était complétement recouvert par une masse calcaire. D'autres cas semblables sont cités par Maklarty, Heim, Patuna, Bianchi, Boucquet, J.-G. Valter et Turnbull.

Le docteur Knight fit l'opération césarienne au 22ᵉ mois de la grossesse et ne trouva pas de délivre. Maïer a décrit un cas où le fœtus avait acquis un développement assez considérable et où il ne trouva pas de placenta.

Nous pensons que ces deux observations peuvent rentrer dans la catégorie des anomalies placentaires si bien décrites par Mᵐᵉ Boivin.

Thomas Bartholin, Carus, Huzard, Dedeck citent des vaches tuées et dans l'utérus desquelles il y avait une grande quantité d'os. Carus l'a constaté en outre chez une brebis, Jæger, chez une biche du Bengale. Gurlt rapporte qu'on trouve souvent des os dans l'utérus des truies.

Schulz en décrit une observation chez une femme qui, après une grossesse de 9 ans, aurait vu sortir, en plusieurs fois, jusqu'à 128 os de sa matrice que jusque-là on avait trouvée constamment fermée et qu'on n'avait pu ouvrir que par des injections répétées. De la Vergne cite une observation curieuse où les os du fœtus, retenus dans la matrice pendant 29 mois, sont sortis par un abcès qui s'est ouvert dans le voisinage du nombril et ce fut par ce même chemin que se fit dès lors et toujours l'écoulement menstruel.

Nous ne savons quel degré de confiance on peut accorder à l'exactitude de ces observations ; nous constaterons seulement que, dans tous ces cas, les corps résorbé sont été en contact avec des séreuses et non plus avec des muqueuses ; que le pouvoir absorbant des séreuses est autrement considérable que celui des muqueuses et qu'à la rigueur rien ne nous empêche d'admettre que les parties molles désagrégées ont été absorbées par le péritoine, tout comme l'on voit des épanchements dans la cavité thoracique être résorbés par la plèvre.

Les expériences de Bretonneau, citées par Velpeau, consistent dans l'absorption de tissus animaux déposés dans le fond d'un abcès ; mais ce fait n'a aucun rapport avec la question qui nous occupe et nous ne pensons pas qu'on puisse en tirer une conclusion quelconque par analogie.

Résumons donc : Ces observations sur lesquelles on a voulu baser la théorie de la résorption placentaire sont absolument incomplètes et ne contribuent pas plus à la faire admettre que les invraisemblances que nous venons de mentionner. D'ailleurs il est fort surprenant que rien de semblable n'ait été observé dans ces dernières années. Si pourtant, dans cette question, il y avait quelque chose de vrai, il faudrait de nouvelles observations dans lesquelles on devra surtout porter son examen sur l'état et la structure du placenta, sur la composition et l'analyse des lochies et aussi des menstrues suivantes, sur la grosseur et la configuration de l'utérus, enfin, sur la manière dont se comporte le col.

Ces renseignements si importants font à peu près complétement défaut dans les observations que nous avons pu recueillir.

Telles sont les restrictions que nous avons cru nécessaire de poser à cette question de la résorption du placenta considérée au point de vue théorique.

Quant au point de vue pratique, notre conviction est qu'il faut rejeter d'une façon absolue l'hypothèse de la possibilité de la résorption placentaire, hypothèse qui pourrait souvent porter le praticien à s'en remettre aux efforts de la seule nature avant d'avoir employé tous les moyens que l'art met à sa disposition et à confier à la matrice le soin soit de se débarrasser à elle seule du corps étranger qui la gène, soit de l'absorber.

Et ce serait-là, croyons-nous, exposer la vie de la femme à de terribles dangers, la conscience du praticien à une rude épreuve.

Evidemment, la nature est souvent toute-puissante et elle a tout disposé d'une façon admirable dans l'organisme ; mais elle n'a guère agi ainsi que pour ce qui regarde l'état physiologique, l'accouchement à terme. Or, l'avortement est un accident qui vient interrompre la grossesse ; il s'ensuit que toutes les dispositions organiques que la nature avait destinées à protéger la gestation deviennent, dans le cas particulier qui nous occupe, autant de difficultés à vaincre.

Ne l'oublions pas, en effet, l'avortement est un état essentiellement pathologique et rien que pathologique, un état dans lequel la matrice n'est pas musculeuse, comme dans l'accouchement à terme, mais encore fibreuse ; un état dans lequel le décollement du délivre ne se fait pas ou ne se fait que très-difficilement, dans lequel le col n'est pas effacé, dans lequel la nature n'a pas fait les moindres frais, n'a rien préparé, n'a rien disposé pour une délivrance spontanée.

C'est donc à l'art à intervenir ; c'est à lui à chercher à compenser l'insuffisance de la nature ; non pas à la suppléer, mais à lui aider ; non pas à la remplacer, mais à lui prêter ce qui lui manque.

Or, comment le faire avec le plus de chances de succès et le moins de risques pour la mère? C'est précisément ce que nous nous sommes proposé d'étudier dans ce travail, pour lequel nous réclamons l'indulgence de nos juges qui voudront bien dire avec le poète :

> Si desint vires, tamen est laudanda voluntas.
>
> OVIDE.

Que M. le professeur Pajot veuille bien recevoir ici l'assurance de notre respectueuse reconnaissance pour l'obligeance avec laquelle il nous a accueilli et a mis à notre disposition trois observations inédites et d'un haut intérêt scientifique.

Nous nous faisons un devoir et un plaisir de remercier ici publiquement notre ami, M. le docteur Larché, qui a bien voulu suivre pour nous la malade qui fait le sujet de l'observation II, ainsi que nos bons camarades, M. le docteur Rosé, médecin-stagiaire au Val-de-Grâce, et M. Ferdinand Meyer, élève à l'École polytechnique, qui nous ont été d'un grand secours dans la traduction des auteurs allemands que nous avions à consulter.

ÉTIOLOGIE.

> Il est certain que, dans un grand nombre de
> cas, la rétention du placenta n'est produite que
> par des tractions exercées sur le cordon d'une
> façon prématurée, inhabile et violente; aussi la
> fréquence de cet accident pourrait-elle être di-
> minuée de beaucoup à l'avenir, si on enseignait
> aux sages-femmes la manière de provoquer
> l'expulsion du délivre par la compression de la
> matrice.   Aubenas.

Dans toute grossesse à terme, l'accouchement comprend deux temps parfaitement distincts et séparés par un intervalle plus ou moins long : l'accouchement à terme et la délivrance.

Cet intervalle, d'après la plupart des accoucheurs, quand tout se passe normalement, ne doit pas dépasser une demi-heure à une heure.

Dans l'avortement, il n'en est plus de même : cet intervalle est en général bien plus long et dans une fausse couche au 4e mois, par exemple, il ne faudrait pas affirmer qu'il y a réten-tion du délivre parce que son expulsion n'a pas encore eu lieu quelques heures après la sortie du fœtus.

Dans les deux premiers mois de la grossesse, ces deux temps ne sont plus séparés ; ils sont toujours plus ou moins simultanés, plus ou moins concomitants, et se confondent même rigou-reusement en un seul dans la grande majorité des cas. En effet, à cette époque il n'y a pas encore de placenta à proprement parler ; les villosités choriales ne sont pas encore vascularisées et les connexions interutéroplacentaires n'ont pas encore la soli-dité qu'elles acquerront plus tard ; par suite la congestion qui provoque l'avortement produit leur déchirure, le sang s'accu-mule entre l'œuf et la matrice et les contractions utérines, ainsi sollicitées, chassent, sous une forme ovoïde, et le fœtus et ses dépendances ; et l'œuf, dont les membranes ne sont pas rompues, est entraîné en masse avec des caillots de sang et des fragments de la caduque.

Mais les choses ne se passent plus aussi simplement du 3ᵉ au 6ᵉ mois ; les connexions sont plus intimes, les villosités se sont accrues, les sinus utérins sont formés, l'œuf déjà est adhérent, le décollement et l'expulsion ne s'opèrent plus en masse, les membranes se rompent au point correspondant à l'orifice utérin, point où vient aboutir la résultante de toutes les forces constituées par les contractions de la matrice ; les eaux s'écoulent et le fœtus, très-petit, est facilement expulsé dès qu'à la suite de quelques douleurs, le col s'est un peu entr'ouvert ; le placenta, au contraire, relativement volumineux, couvre une assez large surface ; il n'a qu'une faible épaisseur et le point d'appui qu'il offre aux contractions utérines est insuffisant pour qu'il se décolle sous leur influence.

Les causes de ces rétentions sont nombreuses et, généralement, cette complication si graevede l'avortement est produite non pas par une de ces causes isolées, mais par plusieurs agissant simultanément. Ces causes varient aussi suivant les différentes époques de l'avortement. Nous allons en faire une énumération rapide.

1° En premier lieu, nous avons *le développement incomplet des fibres musculaires de l'utérus.—* On sait, en effet, que l'utérus, non gravide, est un corps presque essentiellement fibreux, et contenant un nombre rès-restreint de fibres musculaires. Kolliker a prouvé, et depuis on a confirmé, que dans les six premiers mois de la grossesse, il se produisait :

α. Un accroissement très-notable des éléments musculaires préexistant dans l'utérus.

β. La formation d'éléments musculaires nouveaux venant se

surajouter aux précédents et faire de la matrice un corps mus-culeux et puissamment contractile.

Cette couche musculaire n'est donc complète qu'à partir du sixième mois et l'observation clinique a entièrement justifié les assertions du célèbre anatomiste.

2° *Faiblesse des contractions.* — Nœgelé en admet trois degrés :

α. Paresse ou inertie; il y a des contractions, mais elles sont inefficaces, d'où travail extrêmement lent:

β. Atonie ; douleurs incomplètes, inefficaces et pouvant di-minuer au point de s'arrêter tout à fait;

γ. Epuisement ou paralysie de la matrice; presque plus de contractions; l'utérus présente un certain degré de tension gé nérale ou est complétement relâché.

D'autres fois enfin, lors même que les contractions sont éner-giques, la délivrance est retardée parce que le travail n'est pas continu et peut se suspendre chaque jour pendant de longues heures (Guéniot).

« L'expulsion de l'arrière-faix, dit Levret, tardera d'autant plus que la femme sera plus faible, qu'il y aura eu plus d'eaux, qu'elles seront sorties dans un délai plus rapproché de celui de la sortie du fœtus et que celui-ci aura été expulsé plus facile-ment. »

On peut y joindre aussi la faiblesse des contractions des mus - cles abdominaux.

3° *Déviation de l'axe de la matrice.* — Duchateau (Paris, 1813) paraît avoir été le premier à parler de la rétention du placenta, lorsque l'axe de la matrice s'est trop écarté de celui du détroit supérieur. « Dans ce cas, dit-il, tout semble disposé comme dans la délivrance naturelle ; l'utérus se contracte et prend une forme globuleuse ; mais, en faisant des tractions sur le cordon, celui-ci résiste et se déchire même si l'on s'obstine à vouloir faire suivre le placenta. En plaçant la main sur l'hypogastre on s'aperçoit que la matrice est oblique en avant, à droite ou à gauche. » Et ce qui est plus fréquent encore, c'est la direction oblique de l'orifice, déviation qui rendra aussi la délivrance plus difficile.

Nœgelé décrit deux sortes d'obliquités :

α. L'obliquité de position, *quoad situm*, où l'axe longitudinal de la matrice forme une ligne droite qui dévie plus ou moins de la direction de l'axe du corps ;

β. L'obliquité de figure, *quoad figuram*, où l'axe utérin est représenté par une ligne courbe.

Il existe des obliquités latérales à droite ou à gauche, et l'obliquité en avant ; celle en arrière, admise par Deventer, Merrimann, Velpeau, etc., est vivement contestée par les accoucheurs de notre époque.

4° *Douleurs agissant dans une direction vicieuse.* — Les différents segments de la matrice ne se contractent plus avec le degré d'intensité proportionnel qui appartient normalement à chacun d'eux.

5° *Contractions spasmodiques de la totalité ou d'une partie de l'utérus.* — A l'exemple de M. le professeur Stoltz, nous admettrons quatre espèces de spasmes utérins :

α. Le spasme du col ou spasme du museau de tanche, ou spasme de l'orifice externe ;

β. Le spasme de l'orifice interne ;

γ. L'enchatonnement ou enkystement ou encadrement dus à la contraction d'une portion isolée du corps de l'utérus ;

δ. Le spasme de la totalité de la matrice.

On dit qu'il y a enchatonnement quand le délivre, cerné de tous côtés, est emprisonné tout entier, excepté au point où passe le cordon ombilical ; encadrement, quand les parois utérines, en se contractant autour de sa circonférence, lui font une espèce de bourrelet.

Certains auteurs réservent ces noms d'enchatonnement ou d'enkystement à la coarctation de l'orifice interne avec rétention du placenta.

6° *Tumeurs fibreuses dans l'intérieur des parois utérines et implantation placentaire à ce niveau.* — La tumeur empêchera la muqueuse sous-jacente de se plisser et, outre qu'elle produira des contractions irrégulières et de direction vicieuse, elle sera un obstacle au décollement du placenta.

7° *Effacement incomplet ou nul du col.* — Ce n'est plus un anneau d'une certaine largeur que le placenta a à traverser, comme cela a lieu dans les deux derniers mois de la grossesse ; c'est un canal, très-étroit souvent, dont les parois sont dures, dont la cavité n'est guère dilatable dans sa moitié supérieure.

8° *Volume et pesanteur du placenta.* — Le volume et la pesanteur du délivre peuvent être considérables, relativement au fœtus. Ce volume peut encore être absolu. « Quant à la pesanteur du placenta, dit Stoltz, on est généralement d'accord que s'il est volumineux, bien nourri, il se détache plus facilement et plus vite, toutes choses égales d'ailleurs, que lorsqu'il est maigre. » Cette opinion est parfaitement exacte, pour ce qui concerne l'accouchement à terme, où la sortie de l'enfant a exigé un effacement complet du col, où les voies ont été préparées et où la matrice jouit de son maximum de vitalité musculaire ; dans l'avortement, au contraire, le passage du délivre exige une dilatation triple et quadruple de celle qui a suffi à l'embryon, ce délivre est spongieux et ne présente point aux contractions des fibres musculaires, encore peu développées, un point d'appui suffisant.

L'expulsion, il est vrai, peut avoir lieu par fragments, mais, dans ce cas, qu'elle soit spontanée ou artificielle, elle n'en est pas moins entourée des dangers les plus sérieux.

Quelquefois même le placenta, par lui-même, n'est pas très-volumineux, mais une quantité de sang plus ou moins grande et en partie coagulé se trouve amassé derrière lui et dans la poche que forment les membranes renversées sur elles-mêmes. On a cité aussi des cas de placentas hydropiques, envahis par l'infiltration œdémateuse.

9° *Insertions vicieuses du placenta.* — Le placenta *prævia* et le placenta *prævia lateralis* ne sont pas des causes de rétention. Mais il en est une troisième anomalie dans laquelle l'insertion d'une portion du délivre se fait dans l'extrémité utérine de l'une des trompes de Fallope. Ici la rétention pourra en être la conséquence, par suite de la disposition particulière des fibres musculaires. Cette implantation de l'arrière-faix dans un des angles de la matrice est aujourd'hui hors de doute. De nombreuses observations en ont été publiées par Riecke, d'Outrepont, Aschern, Pagan, Scanzoni, etc. Cette cause de rétention se présentera très-rarement dans la première moitié de la grossesse, mais on conçoit néanmoins qu'elle puisse exister.

10° *Insertion vicieuse du cordon sur le placenta ; rupture du cordon.* — Nous n'insisterons pas sur cette cause de rétention qui se trouve signalée dans les auteurs ; en effet, elle est insignifiante dans l'avortement, où, pour notre compte, nous blâmons d'une façon générale toute traction sur le cordon. Il servira utilement de conducteur dans la délivrance artificielle, mais rien de plus. A une époque plus avancée, sa rupture sera quelquefois une chose heureuse en ce qu'elle empêchera l'inversion de la matrice.

11° *Adhérences. Maladies du placenta.* — Par adhérences

du placenta, nous entendons qu'il a contracté avec la matrice une union extraordinaire, pathologique, que les contractions utérines ne peuvent surmonter et qui ne peut guère être détruite que par des moyens mécaniques. Quand la délivrance offre quelques difficultés, on est souvent porté à conclure trop rapidement à des adhérences. Elles sont heureusement assez peu communes.

Baudelocque écrivait à Kok, de Bruxelles : « Le mot adhérence extraordinaire, disait-il, est commun dans la bouche des accoucheurs, quoique rien ne soit plus rare ; on masque son ignorance par ces deux grands mots ; on explique par là tout ce qu'on ne peut pas comprendre, faute de connaissances. Nombre de fois, j'ai été appelé pour des placentas *très-adhérents*, qui n'étaient même pas retenus par la plus faible contraction du col de la matrice. » Il ajoute que la véritable adhérence est tellement rare que c'est à peine si un accoucheur en rencontre un cas dans sa pratique.

C'est aller beaucoup trop loin, croyons-nous. Comment se font ces adhérences ? Les auteurs sont loin d'être d'accord là-dessus. Citons les principales théories émises sur cette question.

1° D'après Stoltz, ce seraient des fausses membranes dégénérant en tissu filamenteux ou proviendraient d'un caillot sanguin interposé.

2° Inflammation et cicatrisation des parois correspondantes de l'utérus et du placenta. (Desormeaux et Brachet.)

3° Oblitération et dégénérescence lamineuses des villosités. (Ch. Robin.)

4° Maladies du placenta, dépôts de phosphates et de carbonates de chaux.

5° Etat du sang pendant la grossesse ?

12° *Violences ayant causé l'avortement.* —Un coup a été reçu sur la paroi antérieure de l'abdomen et pendant le cours de la grossesse, on a senti une douleur fixe vers le lieu où a porté le coup ; et c'est en ce même point que l'on a trouvé le placenta adhérent. C'est un argument en faveur de la théorie de l'inflammation dont nous venons de parler.

Ramsbotham et Vogel en rapportent des exemples qu'ils veulent expliquer par l'organisation du caillot interposé ou par cicatrisation semblable à celle des plaies.

La rétention pourra encore avoir lieu parce que l'avortement a marché très-rapidement et que le délivre n'a pas eu le temps de se décoller.

13° *Rétention d'urine.* —Cette cause a été signalée, pour la première fois, par M Stoltz, dans sa thèse d'agrégation. Il rapporte une observation où la vessie très-distendue incommodait beaucoup la femme et depuis trente heures empêchait la délivrance. Il pratiqua le cathétérisme, il sortit un litre et demi d'urine et l'expulsion du placenta eut lieu presque immédiatement. Il explique ce fait par la compression que la vessie distendue exerce sur le col utérin, opposant ainsi un obstacle mécanique à la sortie spontanée du délivre ou à son extraction par l'intermédiaire du cordon.

Nous avons déjà parlé de la rétention d'urine comme cause d'inertie et comme cause de déviation de la matrice.

Nous en dirons tout autant de la dilatation de l'intestin par des gaz.

La cystocèle vaginale, dont plusieurs auteurs, Mme Lachapelle, Saidfort, Cazeaux, etc., ont rapporté des exemples, pourrait aussi agir dans ce sens. Mais il est difficile d'admettre que ces tumeurs n'attirent pas, dès le début, l'attention d'un accoucheur un peu expérimenté et qu'elles ne soient, par conséquent, facilement réduites après un cathétérisme préalable.

ACCIDENTS QUE PEUT ENGENDRER LA RÉTENTION DU PLACENTA
— SYMPTOMATOLOGIE. — DIAGNOSTIC.

Avant de décrire les différents accidents que peut engendrer la rétention du placenta, nous croyons utile d'examiner la question suivante : *Y a-t-il réellement rétention du placenta?* Il n'est pas toujours facile d'y répondre. Dans les derniers mois de la grossesse, cela ne peut pas offrir de difficultés, il est vrai ; car, à part les cas très-rares dont nous avons parlé au commencement de cette étude, en traitant de la résorption du délivre, il est évident qu'un corps aussi volumineux que le placenta ne passe pas inaperçu. Mais il n'en est plus de même dans les avortements des premiers mois. Que de fois, d'ailleurs, n'est-il pas arrivé que des femmes font passer pour des fausses couches un simple retard des règles accompagné de quelques coliques, de dérangement, etc.; le cas inverse n'est pas rare.

Souvent aussi, dans les avortements des premiers mois, qui se font toujours avec une perte plus ou moins abondante, l'embryon est expulsé avec quelques caillots ; et s'il ne se trouve là ni médecin, ni sage-femme, les personnes qui entourent la malade ne songeront pas toujours à conserver ce qui a été expulsé, ou à voir si parmi ces excrétions la femme a rendu le délivre.

Si l'homme de l'art est appelé très-peu de temps après l'avortement, par le toucher, il pourra trouver le col un peu entr'ouvert et quelques fragments de membranes ou de cordon pendant dans le vagin ; mais si, depuis l'expulsion de l'œuf ou de l'embryon, il s'est déjà écoulé un certain temps, si le col a eu le temps de se reformer et de se refermer, si on n'a pas conservé les matières sorties par la vulve, si aucune personne compétente ne peut donner de renseignements sur ces matières, l'embarras sera grand et, *a priori*, il sera à peu près impossible de dire s'il y a rétention ou non. Et souvent, en effet, la femme ne souffrant plus, croit que tout s'est passé dans l'ordre, reprend ses occupations habituelles et le médecin n'est consulté que quand des accidents viennent tout à coup effrayer la malade.

Les phénomènes consécutifs seuls, les douleurs revenant par intermittences, produisant quelquefois des décollements partiels et des hémorraghies, les efforts que fait la matrice, les accidents, enfin, qui peuvent survenir, permettront de poser un diagnostic plus ou moins probable.

Si les matières expulsées par le vagin ont été conservées, il faut se les faire présenter telles qu'elles ont été recueillies et les examiner avec un soin tout particulier. Le meilleur moyen consiste à les placer dans un vase d'eau et, alors, pour peu que l'on connaisse la constitution et le caractère du délivre aux différentes époques de la grossesse, on saura à quoi s'en tenir et on pourra affirmer s'il y a rétention ou non.

Après le vingtième jour, on peut déjà constater la caractéristique de l'avortement, des débris de l'œuf, un fragment de membranes gris, plus rosé et plus épais sur un point représentant la portion placentaire de l'œuf. Celui-ci peut même être décollé et expulsé sans être déchiré et il se présente sous la forme d'une vésicule villeuse, du volume d'un noyau de cerise, d'une cerise, d'une noix.

Plus tard, si le délivre est sorti en morceaux, il ne faudra pas négliger non plus de regarder si tous réunis se complètent. Car les mêmes accidents que produit la rétention du délivre peuvent être la conséquence de la rétention, soit de caillots, soit de débris placentaires, soit de portions de membranes. Baude-

locque en cite un certain nombre d'observations ; Peu dit avoir
vu « pour quelques portions de membranes, aussi bien que
pour quelques grumeaux de sang ainsi retenus, les vidanges
s'arrêter, ne couler plus ou très-peu, remonter et se répandre
partout, causer des lassitudes, des frissons, de la fièvre, la syncope et la mort. »

Le volume de l'arrière-faix, dans ces avortements, n'est d'ailleurs jamais bien considérable. Il n'est pas rare de le trouver,
si la rétention a duré quelque temps, charnu, compacte, co-
riace, non friable et même raccorni, représentant le moule de
la cavité utérine, comme on le voit dans le cas de M. Duguet
et dans celui de M. Depaul (*Bull. soc. anat.* t. XV) et dans
celui de M. Richard (*Bull. soc. anat.* t. XX). — Il a tantôt 4 à
5 centim. de long sur 2 à 3 de large et 1/2 d'épaisseur
(M. Duguet), d'autrefois comme un cocon de vèr à soie (Dufour (*Bull. soc. anat.* 1859), comme le pouce (Trélat, *Bull. soc.
anat.* 1859), comme une noix, un œuf de pigeon, le bout du
doigt (Mauriceau, obs. 432, 498, 466), comme le poing (*idem,*
obs. 125, 221).

On conçoit sans peine combien il importe qu'un pareil examen soit fait avec soin, en songeant aux malheurs que peut
produire ici une erreur de diagnostic. On connaît l'histoire de
ce médecin de Montevidéo qui, croyant sur parole les parents de
la femme lui affirmant qu'il y avait une rétention du placenta,
força le col, saisit une portion utérine contracturée, tira à lui
quelques anses intestinales et, pris d'un vertige incroyable, les
arracha.

Hüter prétend que l'on peut, quelquefois, prendre pour des
fragments de délivre retenus des productions anormales, n'ayant
que l'apparence du tissu placentaire : « Ces faux placentas, dit-
il. font corps avec le chorion et s'y développent aux dépens de

la membrane caduque. Ces productions n'auraient avec le placenta aucune connexion vasculaire. (Ne pourrait-on faire rentrer ce cas de Hüter dans la catégorie des observations de
Mme Boivin, où le placenta était constitué de plusieurs parties
séparées les unes des autres ?)

Hecker rapporte une observation où la délivrance fut opérée
régulièrement par le procédé de Crédé et où le placenta était
intact et en totalité. Six jours après, hémorrhagie et expulsion
d'un reste de placenta ressemblant à une môle charnue. Ce cas
n'est pas unique. (Klinick der Geburtsk, 1864, t. II, p. 175.)

Spiegelberg dit en avoir rencontré plusieurs cas analogues
(Cantatt's Jahresbericht über die Fortschritted, ges. med. im
Jahr 1864. Wurtzbourg. t. IV, p. 405.) Dans l'observation VII
que nous rapportons et que M. Chantreuil a publié dans la
Gazette des Hôpitaux, on voit le placenta retenu pris pour un
cancer ; d'autres fois on l'a pris pour un polype, pour une tumeur quelconque.

Supposons, maintenant, qu'on soit certain que le délivre est
retenu dans la matrice. Deux cas peuvent se présenter : 1° il
n'y a pas d'accidents ; 2° il y a des accidents.

1° Le placenta peut-il être retenu dans la matrice sans produire d'accidents ? Certainement et la science en a enregistré de
nombreux exemples dont nous avons cité les principaux dans
les chapitres précédents.

Ducassé en publie un exemple (*Revue médicale française et
étrangère*, t. VII) où, au bout de 31 jours de rétention, il n'y
eut dans le placenta aucun changement organique et commencement de dessication.

M. Duguet a fait des recherches très-intéressantes, pour savoir
ce que devient le placenta ainsi retenu et ses conclusions, publiées dans les *Bulletins* de la Société anatomique, sont qu'il

peut subir une véritable dessication et devenir comme par-
cheminé.

On a publié quelques observations où le délivre avait subi
diverses dégénérescences fibro-graisseuses, fibreuses, etc., où
il s'était transporté en hydatydes (**Angus**), où on l'avait retrouvé
hypertrophié (**Prost**).

Nous n'insisterons pas sur l'hypothèse de la résorption, qui
s'appuie sur des observations dont nous espérons avoir prouvé
le peu de valeur dans le premier chapitre de notre travail.

Nous avons déjà dit que le délivre pouvait ainsi être retenu
pendant un temps extrêmement variable. On s'est demandé
pourquoi, dans ces conditions, tantôt l'arrière-faix se putréfie,
tantôt se conserve parfaitement. A cela les anciens auteurs ont
répondu, depuis longtemps, que les secondines se conservent
indéfiniment, comme tant d'autres corps, comme certains fœtus
qui ont cessé de vivre, tant qu'ils demeurent à l'abri de l'air.
Cela se présentera, par exemple, quand le placenta est entièrement adhérent à l'utérus. Pourtant, les observations où le placenta a continué à végéter dans la matrice sont fort rares.

Pour reconnaître les adhérences, M. Stoltz a indiqué quelques
signes qui, suivant lui, permettraient de présumer ces adhérences avant l'expulsion du produit de la conception. Ce seraient des douleurs vives dans un point, toujours le même, de
l'utérus, des nausées, etc. Ramsbotham dit avoir observé une
irrégularité dans la forme de la matrice, qu'elle était globuleuse ou conique à son fond.

Ces caractères sont beaucoup trop incertains et ne présentent
absolument aucune valeur pratique.

L'expulsion de l'embryon une fois effectuée, ce ne sera souvent que par exclusion, parce que l'on ne reconnaît aucune au-

tre cause qui puisse empêcher le placenta de sortir, que l'on pourra diagnostiquer des adhérences.

Lorsque le cordon présente déjà une certaine résistance, il y a souvent moyen de s'assurer directement de l'adhérence, par des tractions exercées sur lui.

« On sent alors, dit Puzos, que le cordon paraît ébranler un corps plus lourd et plus solide que le placenta ; que ce corps, au lieu de rester abaissé et rapproché des parties externes, remonte subitement, par une sorte d'élasticité, aussitôt qu'il n'est plus assujetti ; quand enfin, en mettant le plat de la main sur le ventre, on sent descendre et remonter la matrice, selon que l'autre main tire ou relâche le cordon. »

Souvent une rupture du cordon vient à temps éviter une inversion de la matrice. Dans les premiers mois le cordon n'offre point de résistance, et les seuls signes qui pourront guider sont l'absence d'hémorrhagie et l'exclusion des autres causes de rétention.

Si cette rétention est due à un resserrement spasmodique de l'utérus, nous observerons, avec Guillemot, que toutes les fois qu'une portion de l'utérus est contracturée, le reste de l'organe est dans un état voisin de l'inertie. Ainsi, dans le resserrement spasmodique de l'orifice interne, le col, dit Guillemot, pend dans le vagin ; sa longueur et sa mollesse lui donnent l'aspect d'un bout d'intestin. D'autres fois, si on force le passage de l'orifice interne, on arrive dans une cavité qui ne contient pas le placenta ; mais en suivant le cordon, on est arrêté par un second étranglement qui conduit dans ce que Peu appelle *l'arrière-boutique* et qui n'est autre chose que la loge où se trouve emprisonné le délivre. Par le palper, on trouve la forme de la matrice modifiée, tantôt cylindrique, étroite et allongée, tantôt ressemblant à une calebasse ou à un sablier. Elle est plus

dure, plus sensible au toucher, il y a des tranchées remarqua-
blement douloureuses. Dans les premiers mois, ces signes, ca-
ractéristiques d'ailleurs, sont assez difficiles à constater.

Mais ce spasme ne persiste pas habituellement et, au bout
d'un certain temps, ou bien le délivre est expulsé et tout rentre
dans l'ordre normal, ou bien il survient des phénomènes mor-
bides de diverses natures que nous allons maintenant passer en
revue.

2° « Il y a deux moyens, dit Puzos, par lesquels la nature
cherche à réagir contre cette rétention ; tantôt des douleurs
vives qu'elle ramène, au bout d'un certain temps, avec une perte
violente ; tantôt elle prend la voie de la suppuration, c'est-à-
dire que le placenta sort par morceaux, à mesure que la suppuration les a détachés. »

Les douleurs sont dues aux efforts que fait la matrice pour
décoller le placenta ou pour ouvrir l'orifice et le laisser passer :
et ce symptôme n'est pas à négliger, car on l'a vu quelquefois
suivi de graves accidents, tant inflammatoires que nerveux, de
convulsions pouvant amener la mort de la femme.

L'hémorrhagie survenant peu de temps après l'avortement, si
elle n'est pas très forte ou trop prolongée, n'entraîne pas né-
cessairement un pronostic fâcheux : car les pertes sont de l'es-
sence même de la fausse couche, où le décollement du délivre
commence souvent avec les premières douleurs. Mais la surveillance n'en devra pas moins être rigoureuse, car il n'est malheu-
reusement pas rare de voir ces pertes dégénérer en véritables
métrorrhagies périodiques et compromettre la vie de la malade.
Nous avons déjà dit que la condition nécessaire pour que les
hémorrhagies puissent avoir lieu est que le placenta soit décollé
en totalité ou en partie. Richard, à notre avis, se trompait en
voulant faire provenir le sang du délivre lui-même. Il peut ar-

river, il est vrai, pendant la délivrance, que l'utérus, contracté sur le placenta, exprime, comme d'une éponge, le sang de cet organe. Mais cet écoulement sera toujours très-peu abondant et ne pourra être confondu avec une hémorrhagie d'une certaine gravité.

Et ce n'est plus ici une question de volume seulement qui produit ces accidents ; ce sont souvent des phénomènes d'un autre ordre : la contractilité de la matrice est infiniment moindre qu'à terme ; de plus, cette hémorrhagie ne pourrait-elle pas être due à l'irritation de la muqueuse utérine par le contact incessant du corps étranger ? Pourquoi refuserait-on à ce dernier ce qu'on accorde aux polypes et autres tumeurs de l'utérus, dont la surface n'est certainement pas plus irritante que celle du placenta.

Souvent, le doigt indicateur introduit jusqu'à l'utérus trouve le placenta chassé en partie de la matrice et arrêté dans son col qu'il tient dilaté et dont il bouche incomplétement la cavité.

Accumulé dans l'utérus dont les vaisseaux sont encore béants, le sang s'échappe au dehors, en quantité médiocre, quand la matrice reste inerte, mais par de véritables jets, quand les fibres s'irritent.

Nous ne nous occuperons pas ici des métrorrhagies qui reconnaissent pour cause l'implantation du placenta sur l'orifice interne ou dans son voisinage ; ces pertes, en effet, ne se présentent que dans les derniers mois de la grossesse, alors que le segment inférieur de la matrice se développe et fait subir des tiraillements aux portions placentaires qui y sont insérées.

Ces hémorrhagies ne se traduisent pas toujours par un écoulement de sang au dedors. Quelquefois, le sang s'accumule dans l'intérieur de l'utérus, dont il ne peut sortir pour une cause ou une autre ; et cela sera d'autant plus grave que les vaisseaux utéro-placentaires ont acquis plus de volume et que la matrice, étant douée de plus d'extensibilité, est susceptible de devenir le siége d'une hémorrhagie plus abondante.

M^mo Boivin se refuse à admettre que ces hémorrhagies internes puissent causer la mort. « La maladie du placenta, dit-elle, devient ici son propre remède, en déterminant des contractions, et s'il en était autrement, il faudrait complétement supprimer le tampon. » Malgré toute l'autorité que nous reconnaissons à l'illustre sage-femme, il nous semble que cette opinion est beaucoup trop absolue ; et qu'une terminaison fatale peut, parfaitement, être la conséquence d'une hémorrhagie interne, lois même que la femme n'y serait pas prédisposée par une grande faiblesse ou des pertes antérieures.

En effet, comme nous le voyons dans la 29e observation de Baudelocque, le placenta complétement décollé, reposant sur l'orifice interne qu'il bouche, empêche la rétraction de la matrice et l'oblitération des vaisseaux utérins ; le sang qui s'écoule de ces vaisseaux s'épanche dans l'intérieur de l'utérus qu'il dilate, et de cette extension résultera une augmentation proportionnelle du calibre des vaisseaux, de telle sorte que plus l'épanchement accroîtra, plus les vaisseaux seront disposés à verser du sang.

L'hémorrhagie interne est encore produite par le décollement du centre du placenta, la circonférence restant adhérente ; ou bien elle sera due à l'inertie utérine suivant le décollement partiel ou total du placenta.

Ces deux cas ne se présenteront guère que dans la seconde moitié de la grossesse.

Ces pertes sont souvent précédées de malaise, de douleurs sourdes dans le bassin, de pesanteur vers le rectum, d'ardeur en urinant.

Puis se déclareront des douleurs de reins, des frissons spasmodiques, un sentiment de tiraillement à l'épigastre, quelquefois identique à celui que produit la faim. « Un signe infaillible d'hémorrhagie, dit Moreau, c'est une chaleur âcre et sèche à la paume des mains et à la plante des pieds, semblable à celle qui survient dans la fièvre hectique ou qui accompagne le dernier degré de la phthisie. » La malade sent un liquide chaud qui s'épanche dans la cavité abdominale, anxiété, pouls fréquent et faible, besoin de dormir, éblouissements, syncopes, convulsions. « Mulier male ab initio habet, pallescit ; pulsus, sensim debilior, vix non evanescit ; concomitantur lipothymiæ, et abdomen, quod fere signum pathognomonicum, in proportione hemorrhagiæ in omni dimensione increscit. » (J. Hopff, *Dissert. de hæmor. uteri.*) En effet, le principal symptôme de l'hémorrhagie interne sera le développement presque subit de la matrice, son élévation dans l'abdomen, sa dureté et sa tension.

Ces symptômes, quelquefois, pourront être produits par une dilatation rapide des intestins, cessant tout à coup d'être comprimés par la matrice ; d'autant plus qu'en même temps les veines de la circulation abdominale, jusqu'alors plus ou moins aplaties, acquièrent instantanément leur calibre maximum, en devenant cylindriques ; le sang y affluant de toutes parts, on verra souvent dans ce cas se produire une anémie cérébrale avec syncope. (Poucel.)

Mais cette erreur de diagnostic sera facilement évitée par le toucher et le palper, qui permettront de juger du volume vrai de l'utérus, et par la percussion qui donnera de la sonorité et non de la matité.

Quand il s'est produit ainsi d'abondantes hémorrhagies auxquelles on a mis fin par l'extraction du délivre, la femme est toujours très-lente à se rétablir ; et souvent, comme on le voit

dans une observation publiée par Velpeau dans la *Gaz. des hôp.*
de 1846, il survient une céphalalgie intense qu'il importe de
traiter par une médication fortifiante et non par des anti-phlo-
gistiques.

Ces hémorrhagies ne sont pas le seul accident qu'il faut
redouter après la rétention du délivre ; il en est d'autres non
moins terribles et qui, souvent, enlèveront la femme dans un
temps extrêmement court.

Nous voulons parler de *l'intoxication produite par la fonte putride du placenta*. L'obs. de Ducassé(1) montre, au bout de quatre
jours déjà, un commencement de putréfaction. Quand ces fontes
n'emportent pas la malade de bonne heure, on les voit durer
très-longtemps, tantôt six semaines et deux mois. Les lochies
s'altèrent, deviennent d'une fétidité repoussante ; nous avons
eu, deux fois, l'occasion de pratiquer le toucher dans une circonstance de ce genre, et, malgré de nombreux lavages, nos mains
conservèrent cette odeur infecte, cadavérique pendant toute une
journée. Les lochies roussâtres, brunâtres, plus ou moins consistantes, charrient des caillots et des fragments placentaires
que la putréfaction a ramollis et séparés de la masse adhérente.
Les phénomènes de résorption putride ne tardent pas à se présenter, d'autant plus que les sinus béants de l'utérus y prédis-
posent singulièrement. Il se déclare des frissons, de la fièvre ;
le pouls est petit, mais fréquent et précipité; il y a des douleurs
brûlantes des mains et des pieds, la respiration est anxieuse, la
peau est sèche, brûlante, subictérique; il y a des transpirations
abondantes, la face est alternativement pâle et colorée, la langue
sèche, le ventre ballonné, très-sensible; il survient des nausées,
des vomituritions, des vomissements, des évacuations alvines
involontaires, des selles abondantes et fétides ; l'amaigrissement

' *Rev. méd. franç. et étrang.*, t. VII, p. 292.

marche rapidement, les symptômes s'aggravent, le pouls devient filiforme, ondulant ; au délire succède le coma, le carus et la malade succombe avec tous les symptômes d'une fièvre hectique à un très-haut degré d'intensité.

Cet accident ne suit pas toujours cette marche terrible et fatale ; quelquefois, les symptômes s'amendent, la guérison est possible, mais d'une lenteur extrême et la santé ne revient presque jamais complétement.

Cette complication si redoutable peut être causée quelquefois par la rétention de quelques fragments seulement du délivre, ou de membranes, ou même de caillots sanguins.

Dans les Maternités et partout où il y a encombrement, cet accident peut pour ainsi dire devenir contagieux; car, si de grands soins de propreté sont négligés, l'air peut en être vicié et l'absorption de principes toxiques se faire par la respiration, non-seulement chez la malade même, mais aussi chez les personnes qui l'entourent. M. Jacquemier en a cité des exemples.

Cette résorption pourra être la cause aussi des dépôts puru-lents dans le tissu cellulaire sous-cutané, dans les interstices musculaires, dans les articulations ; elle pourra engendrer des phlébites, des métrites, des métropéritonites, des inflammations intestinales. On a cherché à expliquer ces derniers phénomènes. La phlébite se comprend facilement par l'introduction, dans les sinus utérins, des molécules en putréfaction. Pour la métrite, on a dit qu'elle était due à l'irritation directe de l'utérus par ce corps étranger et par la sanie putride et irritante en contact avec ses parois internes. Le péritoine participerait à l'inflammation de l'utérus. — On a soutenu aussi qu'au travers du canal de Fallope, il pouvait se faire dans le péritoine un épanchement du liquide septique de l'utérus. D'après Cl. Bernard, l'inflam-mation se transmettrait par continuité ou contiguité des tissus et encore par l'influence des nerfs vaso-moteurs provenant d'un point restreint des centres nerveux et se distribuant au péritoine, à l'utérus, à l'intestin.

La rétention du délivre peut encore occasionner des phénomènes d'un autre genre, des phénomènes nerveux, céphalalgie intense, délire, convulsions, éclampsie, affections hystériques, etc. M. Filliol (thèse, Strasbourg, 1869) cite plusieurs observations qui lui ont été communiquées par M. Stoltz et dans lesquelles la rétention de l'arrière-faix a produit les affections nerveuses les plus graves et, entre autres, une observation très-curieuse de tétanos survenu après une rétention partielle du placenta et suivi de mort le neuvième jour.

Humphrey Storer (*The American Journal of the medic.*, etc.) rapporte un cas de tétanos produit dans les mêmes circonstances. On conçoit que la femme, dans l'état de puerpéralité, soit dans une situation à peu près semblable à celle d'un blessé. Mais pour produire ce tétanos, n'y a-t-il pas une condition déterminante spéciale? — On n'est guère avancé là-dessus.

On a parlé des impressions morales vives, de l'inquiétude, etc. Nous n'avons aucune répugnance à admettre ces causes, mais il y en a d'autres que nous croyons bien plus importantes : ce sont la malpropreté et les changements brusques de température. Larrey rapporte qu'après la bataille de Bautzen, où la journée extrêmement chaude avait été suivie d'une nuit très-froide, presque tous les blessés périrent de tétanos.

Le manque de soins ou de précautions, un courant d'air, une sortie plus prompte que ne le permettrait l'état de puerpéralité, pourront être autant de causes déterminantes. Il est à remarquer que les observations de tétanos puerpéral, très-peu nombreuses d'ailleurs, sont toutes survenues après une rétention placentaire. On en connaît trois cas communiqués à la Société de médecine de Nantes, par le Dr Pitre-Aubinais. Le Dr Neveu-Derotrie (*Journal de méd. de l'Ouest*, 1869, t. iii, p. 141), en rapporte un cas survenu chez une femme qui avait déjà eu plusieurs délivrances difficiles ; à sa sixième couche, il y eut rétention du délivre, suivie de tétanos et de mort.

« On a pu confondre, dit Vidal (de Cassis), avec l'éclampsie le tétanos survenu dans ces circonstances. » Nous ne le pensons pas ; les caractères différentiels de ces deux affections sont trop tranchés pour qu'un accoucheur de l'expérience de M. le professeur Stoltz, par exemple, puisse s'y tromper.

OBSERVATION I.

Maternité de Strasbourg. — Service de M. le professeur Stoltz. — Salle 115.

Lit 22. — C...., jeune fille de vingt-deux ans, primipare. Dans la nuit du 27 au 28 mai, après vingt-quatre heures d'un travail assez modéré, a accouché sans causes connues d'un fœtus de 4 mois et demi. Après quoi, les contractions utérines s'étaient complétement arrêtées. Au bout de peu d'heures, l'orifice interne s'était refermé au point de ne plus admettre l'extrémité de l'index. Placenta retenu. Le docteur Lauth, médecin de la malade, essaya à plusieurs reprises et en vain d'en opérer l'extraction. Prescriptions. Sulfate de quinine à l'intérieur et injections de sulfite de soude dans l'utérus.

Le 8 juin au soir, c'est-à-dire 12 jours après l'avortement, la malade ayant présenté des symptômes de résorption putride, le docteur Lauth l'envoie à la clinique.

A l'entrée, pouls 112, température 39°, pas de frissons proprement dits, ou, s'il y en a, d'après ce que nous dit la malade, ils auraient été très-peu intenses : quelques exacerbations le soir, avec quelques sueurs. Anorexie complète, soif intense, prostration très-grande, teint terreux, vomituritions, coliques (il y a 48 heures que la malade n'a pas été à la selle).

A la palpation, ventre médiocrement douloureux, matrice très-peu contractée, fortement inclinée en arrière, à deux travers de doigt au-dessus du pubis.

Au toucher, pratiqué d'abord par la maîtresse sage-femme, et par mon ami

M. le docteur Staub, interne du service, on trouve le col allongé, un peu ramolli encore dans son quart inférieur ; l'orifice externe admet encore la pulpe de l'index, mais l'orifice interne est complétement fermé. Aucune partie du délivre, ni des membranes, ni du cordon n'y est engagée.

Nuit du 8 au 9 juin. La malade a beaucoup souffert, n'a pas dormi ; vers cinq heures du matin se déclarent des coliques très-douloureuses, de véritables tranchées qui durent quatre heures. A neuf heures du matin, expulsion de quelques caillots peu volumineux. En même temps, écoulement sanguinolent continu, quoique assez faible, mais d'une odeur extrêmement fétide.

Injections de sulfite de soude. Pouls 100. Température 38°,2.

A la visite, M. le professeur Stoltz pratique le toucher, trouve l'orifice interne un peu entr'ouvert ; une portion de placenta y est engagée. Après quelques essais, il réussit à le saisir entre deux doigts, et, en l'attirant avec précaution, il parvient au bout de dix minutes à l'extraire tout entier.

Sa sortie est suivie de l'expulsion de caillots et d'une certaine quantité d'un liquide sanguinolent présentant cette même odeur fétide dont nous avons déjà parlé.

Le placenta était très-friable, ramolli et présentait plusieurs points où l'on constatait manifestement un commencement de décomposition.

C'était là évidemment la cause des symptômes d'accidents septiques qui menaçaient et qui auraient rapidement emporté la malade sans cette extraction opportune.

Sur les faces du placenta on remarque en outre des couches fibrineuses. Aucune trace de cordon.

L'écoulement fétide alla, en diminuant, pendant plusieurs jours ; on continua les injections de sulfite de soude ; les tranchées disparurent, la fièvre tomba rapidement.

13 juin. Température 36°,4, encore quelques lochies fétides, mais peu abondantes.

18 juin. L'écoulement fétide a complétement disparu, la convalescence commence. La malade mit très-longtemps à se rétablir entièrement.

OBSERVATION II.

Hôtel-Dieu. — Service de M. le docteur Fauvel. — Salle Saint-Landry, n° 18.

Goulard, Adèle, couturière, 25 ans, bien constituée, d'une santé ordinairement bonne, a accouché, en février 1871, d'un enfant de sept mois qui est mort quelques semaines après ; l'accouchement s'est passé normalement.

La seconde grossesse datait des premiers jours de novembre 1871. Vers le 16 janvier suivant, la malade est prise de céphalalgie, fièvre et quelques coliques. Son médecin lui ordonne des calmants et lavements laudanisés.

Le 20, perte de sang avec douleurs modérées ; le 23, douleurs très-fortes, durant trois heures, avec écoulement de sang considérable. La malade ne peut nous dire s'il y a eu expulsion du fœtus à ce moment. L'hémorrhagie persistant nécessite l'entrée à l'hôpital, le 25 janvier.

26 janvier. Pertes continuent. Le chef du service pensant que l'avortement va avoir lieu donne seigle ergoté, 1 gr. 50 en trois prises. L'avortement a lieu le soir.

27 janvier. Le placenta n'a pas encore été expulsé ; frisson, abattement, mouvement fébrile. Pouls 115. Température 39°,6. Symptômes de septicémie. Utérus gros et douloureux. Col entr'ouvert permettant de sentir le placenta non décollé. Injections détersives ; sulfate de quinine à l'intérieur.

28 et 29 janvier. Mêmes symptômes. On extrait quelques fragments de placenta et on se propose de l'extraire le lendemain avec la pince à érignes. Même traitement. Pouls 108. Température 38°,8.

30 janvier. Col fermé, utérus un peu rétracté, fièvre moins intense. Pouls 92. Température 38°. On applique l'éponge préparée.

31 janvier. L'éponge n'a guère dilaté le col ; pourtant, hier soir, l'interne a extrait avec le doigt quelques morceaux de délivre et dans la matinée le reste du placenta a été expulsé spontanément.

Ventre toujours très-douloureux à la pression. Symptômes de péritonite circonscrite, mais qui vont en s'amendant, en même temps que la fièvre tombe et que l'appétit renaît insensiblement.

On continue les injections, détersives d'abord, puis émollientes, avec cataplasmes laudanisés.

4 février. Utérus revenu à peu près à son état normal, est encore un peu douloureux ; le 8 février, la malade entre en pleine convalescence ; seulement, elle est un peu longue à se rétablir complétement.

OBSERVATION III.

Hôpital des cliniques de Paris. — Clinique d'accouchements. — Service de M. le
Professeur Depaul.

Lit 8. —Salmon, Victorine, 31 ans, célibataire, couturière, entre à la clinique
le 8 mai 1872. A déjà eu un enfant qui vit encore. A eu ses dernières règles
le 24 novembre ; elle est donc probablement à la fin du 5e mois de sa grossesse.

8 mai. Perte assez abondante et douleurs extrêmement vives nécessitant son
entrée à l'hôpital.

11 mai, au soir, rupture des membranes.

12 mai, à 8 heures du soir, apparition des premières douleurs.

13 mai, à 9 heures du matin, accouche d'un fœtus pesant 600 grammes,
mort-né. Le travail a duré 13 heures. La délivrance se faisant attendre, la
maîtresse sage-femme essaye d'extraire le placenta, mais ne retire qu'un caillot.

14 mai. A la visite du matin, M. Depaul introduit deux doigts dans la
matrice, sent une faible portion placentaire décollée et engagée dans le col ; il
sent le délivre encore implanté au fond de la matrice. Il ne peut arriver à
extraire le lambeau détaché ni à décoller le reste. M. Depaul ne juge pas à
propos d'intervenir et se contente de prescrire plusieurs injections au permanganate de potasse.

Le soir, même état, si ce n'est que la malade a eu un petit frisson, a un
léger mouvement fébrile et que le placenta commence à sentir mauvais. Pres-
cription : sulfate de quinine.

15 mai. A la visite du matin, l'orifice externe est encore béant, forme une
sorte d'entonnoir ayant son bout rétréci en haut et l'ouverture évasée du côté
de l'orifice externe. En introduisant deux doigts dans la matrice, on ne sent
plus ni la portion adhérente ni le lambeau qui hier commençait à s'engager
dans le col. Pourtant il n'est rien sorti par le vagin que le cordon et quelques
caillots qui ont été examinés et n'ont rien présenté ressemblant à des portions
de placenta. Personne n'a touché la femme dans l'intervalle et il est impossible
de rien trouver dans les draps. Une odeur caractéristique fétide s'échappe par
les parties génitales et l'utérus est bien plus gros qu'il ne l'est habituellement
au 3e jour après un avortement au 5e mois ; il s'élève encore à 4 ou 5 travers de doigts au-dessus de l'ombilic. Un peu de fièvre. M. Depaul se décide
à attendre encore quelques heures avant d'intervenir plus activement. On

continue les injections et le soir même, à 5 heures, au moment où on administrait une injection, l'expulsion du délivre eut lieu spontanément.

16 mai. Etat satisfaisant. La malade va de mieux en mieux et quitte l'hôpital à la fin de la semaine.

OBSERVATION IV.

Communiquée par M. le professeur Pajot.

En 1845, parmi les élèves les plus assidus à mes cours, se trouvait une sage-femme d'une trentaine d'années, femme vigoureuse, d'une constitution solide et n'ayant jamais été malade. Cette femme disparut tout à coup et pendant un mois je n'en entendis plus parler. Je fus prié d'aller voir une de mes élèves, me disait-on, dans un état très-dangereux. En entrant chez la malade que j'avais vue tous les jours, pendant six mois, *je ne la reconnus pas.* Il fallut qu'elle parlât et que je pusse l'examiner avec attention pour retrouver dans cette femme, d'une pâleur de cire, avec les muqueuses décolorées, la voix éteinte, le visage et surtout les paupières œdématiées, l'élève sage-femme qui, un mois auparavant, présentait une santé florissante.

Elle me raconta qu'elle avait fait une fausse couche d'environ trois mois ; le fœtus conservé dans de l'alcool me fut montré, le placenta n'était point sorti et *cependant les lochies n'avaient jamais eu d'odeur*; mais, dès le 4ᵉ jour, elle avait été prise d'une hémorrhagie très-abondante, qu'on avait arrêtée très-difficilement, avec de la glace, puis, trois jours après, d'une seconde hémorrhagie, et trois autres fois la perte de sang était revenue et l'avait réduite à l'état dans lequel je la trouvai.

Cette femme me signala une particularité très-bizarre et qui me parut d'abord incroyable. Elle m'affirma qu'ayant le col très-bas, presque à la vulve, *elle pouvait se toucher elle-même et qu'elle sentait à droite une portion du délivre.* Elle avait à peine un suintement sanguin en ce moment ; je la touchai et je reconnus, non sans surprise, que tout ce qu'elle me disait était la vérité.

Le col était presque à la vulve, l'orifice laissait passer le doigt assez facilement, je trouvai à droite le placenta adhérent et seulement décollé dans une étendue de deux centimètres, au voisinage de l'orifice. Aussi loin que mon doigt pouvait pénétrer, je trouvai une petite masse, faisant relief, dont il était impossible de dépasser la limite supérieure. Le placenta évidemment continuait à végéter depuis vingt-neuf jours.

La malade me paraissant perdue, si les pertes se renouvelaient, je crus devoir décoller avec le doigt tout ce que je pouvais atteindre du délivre. Je fis administrer quinze centigrammes d'ergot de quatre heures en quatre heures. J'avais certainement laissé une portion de placenta ; cependant les lochies devinrent odorantes. Je prescrivis des injections à la température du corps ; elles entraînèrent, peu à peu, les débris du délivre ; les pertes ne revinrent plus, la malade guérit, mais elle mit plus d'un an à se rétablir complétement. Je l'ai revue, par la suite, avec la santé et l'embonpoint qu'elle avait avant l'accident.

OBSERVATION V.

Communiquée par M. le professeur Pajot.

En 1856, je vis, sur la demande d'un de mes anciens élèves, la femme d'un commerçant de la rue Saint-Antoine, qui avait fait, onze jours auparavant, une fausse couche de 4 mois et demi. Le placenta était depuis ce temps-là resté dans l'utérus.

Femme bien constituée ayant déjà eu des enfants. La situation me parut des plus graves. Dès le troisième jour après l'expulsion du fœtus, les lochies étaient devenues fétides. Cette fétidité spéciale à la putridité du délivre, si pénétrante et si bien connue des accoucheurs expérimentés emplissait la chambre de la malade, malgré de grands soins de propreté, d'une odeur qui permettait de soupçonner l'accident rien qu'en entrant dans l'appartement.

Une consultation de confrères avait eu lieu le matin et le mari avait été averti que, selon toutes les probabilités, sa femme était perdue. En effet, il y avait eu deux frissons depuis vingt-quatre heures, le pouls était vif, assez petit, *il n'y avait pas eu de perte de sang.* Je trouvai, au toucher, des orifices laissant passer le doigt, *un col long* et, au bout de l'indicateur, dans la cavité du corps utérin, un placenta mou et d'une épouvantable fétidité.

Il était impossible de songer à extraire ce corps avec les doigts, je n'avais guère confiance dans les pinces à faux-germes, qui déjà n'avaient mal servi dans plusieurs circonstances analogues. Je priai M. Charrière père de me faire construire *illico*, une curette dont l'idée me vint en quittant la malade. J'avais promis à cette dame de revenir au bout de quelques heures.

M. Charrière père, avec cette activité et cette intelligence que tous les chirurgiens ont appréciées, me fit, *en deux heures*, un instrument grossier, mais fonctionnant comme je le désirais. Je retournai chez la malade, j'introduisis

ma curette sans difficulté, je saisis le délivre, je l'attirai avec de grandes précautions, mais il était tellement putréfié qu'il se déchira et je n'amenai au
dehors qu'une portion insignifiante. Je recommençai, il se déchira de nouveau.
Je fis alors avec une *canule qui n'obturait pas l'orifice utérin,* des injections
tièdes à grande eau dans la cavité utérine et j'entraînai *plus de la moitié du
placenta.*

Les morceaux furent gardés, avec soin, en dehors de la maison qu'ils eussent
infectée.

La malade fatiguée fut remise dans son lit ; injections, sauf pendant le som-
meil, toutes les deux heures ; cinq centigrammes d'opium.

Le lendemain matin, la curette fut introduite de nouveau, les choses se
passèrent à peu près comme la veille, sauf que j'amenai une fois une portion
du délivre de la grosseur d'une noix.

Je poussai de nouvelles injections, jusqu'à ce que l'eau sortit claire et sans
débris du délivre.

Les frissons ne reparurent pas ; je recommandai de nourrir la malade. Elle
fut purgée. Quinze jours après, la guérison était complète.

OBSERVATION VI.

Communiquée par M. le professeur Pajot.

Un de mes anciens élèves, exerçant aujourd'hui la médecine à Paris avec
beaucoup de distinction, me fit demander auprès de Mme de P..., qui venait
de faire une fausse couche de trois mois.

Cette dame avait consulté déjà plusieurs accoucheurs connus à Paris. C'était
en 1864. Il y avait une huitaine de jours que la fausse couche était faite,
mais le délivre était resté dans l'utérus. Cependant les lochies, très-peu abondantes, *n'avaient aucune odeur.* Seulement, la malade avait le pouls à 104 et
les *parties latérales de la matrice étaient un peu douloureuses à la pression.*

On lui avait conseillé de se lever, je la fis remettre au lit, avec défense de
poser les pieds à terre, même pour satisfaire ses besoins et, par le toucher, je
constatai dans l'excavation un utérus développé comme à quatre mois, à peu
près, un col ouvert et laissant pénétrer le doigt, mais il me fut impossible,
aussi loin que je portasse l'indicateur, de rencontrer quoi que ce fût
du délivre.

Je prescrivis des cataplasmes tièdes, quelques bouillons, un lavement chaque jour et le repos absolu. Les douleurs disparurent, la sensibilité du ventre devint nulle au bout de quelques jours, le pouls tomba à l'état normal, mais toujours aucune trace du placenta et pas de contractions.

Le médecin avait, dès la fausse couche, veillé avec trop de soins pour qu'on pût supposer que l'arrière-faix était sorti sans qu'il le sût. Il avait recommandé à une femme de chambre très-intelligente de conserver toutes le excrétions pour lui être montrées. Le placenta était donc dans la matrice et cependant *les lochies n'avaient aucune odeur*.

Vers la troisième semaine, quand tout paraissait aller pour le mieux, je fus appelé en toute hâte. Mme de P..., disait-on, perdait tout son sang. Elle en avait perdu, en effet, le contenu d'une cuvette ordinaire avant qu'on ait pu arrêter l'hémorrhagie.

Mme de P... était une jeune femme d'une constitution moyenne, mais d'un caractère très-énergique. Jamais elle ne se découragea. Pâle, exsangue, tombant en syncope à chaque instant, elle réconfortait encore son mari et ses parents.

A dater de ce moment, les doutes que j'avais eus, malgré moi et malgré la confiance inspirée par le médecin et l'entourage de la malade, mes doutes, dis-je, sur la réalité de la présence du délivre dans la matrice, cessèrent. Je fis préparer un tampon, j'appris à la femme de chambre à l'appliquer rapidement et bien, puis je lui recommandai de s'en servir à l'instant, si l'hémorrhagie recommençait, en m'envoyant chercher aussitôt.

La malade fut mise à la viande rôtie, au vin de Bordeaux, au fer et je continuai à lui faire observer le repos horizontal le plus absolu.

Trois fois l'hémorrhagie reparut ; trois fois elle fut arrêtée sur le champ, et *au bout de quatre mois et demi*, à la suite d'une nouvelle menace de perte immédiatement réprimée, la malade expulsa un corps solide, de la grandeur d'une pièce de cent sous qui, examinée avec soin, présenta la structure du délivre, sans qu'il pût rester aucun doute. Les pertes ne reparurent plus, les règles revinrent, la santé se consolida rapidement et un an après, j'eus l'occasion de montrer Mme de P... à mes illustres et regrettés collègues, Trousseau et Grisolle.

OBSERVATION VII.

Hôpital Lariboisière. — Service de M. T. Gallard (par M. le docteur Chantreuil, interne du service). — *Gazette des Hôpitaux*, 1867.

Salle Sainte-Eugénie, n° 11, D... Louise, blanchisseuse, 28 ans, entrée à l'hôpital le 6 février 1867.

Pas d'antécédents de famille au point de vue du cancer ou autres maladies diathésiques. — Premier accouchement à 23 ans, enfant vivant, suite de couches naturelles.

Deuxième accouchement à terme à 26 ans. — Depuis quelques années leucorrhée assez abondante.

Fin novembre 1866, enceinte de trois mois, chute en montant un escalier avec une charge de linge. — Depuis douleurs lombaires et hypogastriques.— Huit jours après, dans la soirée, au moment où elle urinait sur son vase de nuit, sentit tout à coup une douleur vive à la partie antérieure de l'abdomen; perte assez considérable ; expulsion d'un fœtus dont la réalité fut constatée par un médecin. — Rétention du délivre. « Le médecin, dit la malade, me donna une potion pour le faire sortir (*sic*), mais il resta dans la matrice ». Pertes légères. — Le troisième jour après l'avortement, issue de caillots volumineux et de sang liquide en abondance ; pas trace de placenta.

Le huitième jour, trois frissons, suivis de chaleur et de sueur; sulfate de quinine.

6 février, entrée à l'hôpital (trois mois après l'avortement); faiblesse extrême ; teint jaune-paille, yeux cerclés de noir, pouls 96, un peu de diarrhée. — Rien du côté de la poitrine et de l'abdomen. — Au toucher : col gros, dirigé en arrière, lèvre antérieure molle, col entr'ouvert. Le doigt pénètre facilement et y sent une tumeur qu'il peut contourner, mais dont il ne peut atteindre les limites. — Utérus un peu augmenté de volume et incliné en avant. — Pas d'hémorrhagie proprement dite.— Pertes roussâtres, sanieuses, fétides.

9 février. — Examen au spéculum. — Col ulcéré recouvert de mucosités purulentes. — Tumeur violacée, noirâtre, implantée vers la face antérieure, au niveau de l'insertion du corps avec le col à droite. On constate avec le doigt que la base d'implantation du pédicule est assez large ; de plus, on sent à la partie postérieure de cette masse polypiforme une espèce de rainure qui

paraît constituée par la réunion des bords d'une membrane repliée sur elle-même, de façon à circonscrire une cavité. Des tractions exercées avec une pince à polypes ne parviennent pas à la détacher.

Prescriptions. — Badigeonnage avec perchlorure de fer ; seigle ergoté, 50 centigrammes en deux paquets, à continuer. — Injections chlorurées.

18 février. — Depuis l'administration du seigle ergoté, la malade perd de la sérosité roussâtre en assez grande abondance, pour que l'on soit obligé de la changer d'alèze tous les jours. Légère perte. — Coliques, insomnies, nausées.

M. Gallard sent une portion de la tumeur engagée dans l'orifice, il détache et enlève cette portion. — Elle se compose d'une espèce de coque, dans laquelle on distingue une partie extérieure comme chagrinée, un peu inégale, et une partie interne lisse. — Elle est altérée, putréfiée et exhale une odeur fétide. Le soir, légère perte.

20 février. — En urinant la malade a rendu sans effort le reste de sa tumeur, formant une masse un peu moins volumineuse que la précédente, mais ayant le même aspect. Les deux réunies représentent le volume d'une très-grosse noix. — On cesse l'ergot.

21 février. — Orifice interne refermé. — Injections simples — Lavements huileux. — L'appétit revient.

23 février. — Selles liquides abondantes, frissons légers, douleurs abdominales à gauche, facies grippé, 10 sangsues sur fosse iliaque gauche. — Tannin 60 centigrammes en six pilules.

Utérus douloureux, volumineux. — Empâtement léger à gauche, pouls 130. — Métrite et phlegmasie périutérine légère.

24 février. — Pouls 104. — Six selles dans la nuit. — Aucun écoulement. — Onctions avec onguent mercuriel belladoné. — Cataplasmes.

25 février. — Pas de selles, ventre souple, moins douloureux, cataplasme laudanisé ; un quart lavement amidon laudanisé, 10 gouttes.

27-28 février. — Pouls 90. — Ventre normal.

1er-5 mars. — Léger écoulement blanc, l'appétit revient.

7 mars. — La malade s'est levée. — Encore anémique.

16 mars. — Sur le point de partir. — En est empêchée par des douleurs spontanées et vives dans la fosse iliaque gauche, irradiant dans tout l'abdomen, dans les aînes et dans la cuisse gauche. Pas de frissons et peu de fièvre ; ces

douleurs reviennent par crises. Pression du ventre très-douloureuse, si elle est tant soit peu forte. Col très-chaud, très-sensible; orifice externe entr'ouvert. 12 sangsues; cataplasmes laudanisés; pilule d'ext. thébaïque, 5 centigrammes. Les phénomènes s'amendent.

23 mars. — Examen au spéculum. Col un peu rouge, on le modifie avec le nitrate d'argent.

25 mars. — Quitte l'hôpital parfaitement guérie.

PRONOSTIC.

> L'expulsion a plus ou moins tardé, mais peu de femmes en sont revenues.
> Bunns (*Principles of midwifery*, London 1837.)
> Si, dans un accouchement quelconque, le placenta n'est pas éliminé à temps, le cas est mortel 25 fois sur 27.
> Boer (*Naturalische Geburtshülfe*, Wien, 1817, p. 59.)

D'après ce que nous avons vu dans les chapitres précédents, il est facile de comprendre que le pronostic de la rétention du placenta doit toujours être extrêmement réservé.

Mais cette gravité elle-même peut considérablement varier avec différentes conditions : suivant les accidents et complications, suivant l'époque de l'avortement, suivant que le médecin a été appelé plus ou moins tard, suivant le traitement qui a été institué, etc.

Pour ce qui est des accidents et complications, s'il y a péritonite partielle, métrite ou pelvimétrite peu étendue, s'il y a une intoxication peu avancée, si l'hémorrhagie a été modérée, mais si on a pu, enfin, débarrasser l'utérus, la guérison sera encore possible, mais sera bien difficile et rarement complète.

S'il y a phlébite utérine, si l'hémorrhagie a été très-abondante, les chances de salut auront beaucoup diminué et disparaîtront entièrement s'il se produit des symptômes d'abcès métastatiques dans les articulations et dans le tissu cellulaire sous-cutané, etc.

S'il survient une fièvre hectique, des accidents nerveux un peu intenses, convulsions ou tétanos, s'il y a péritonite généralisée, la mort sera la règle et une règle qui souffrira bien peu d'exceptions.

Mais c'est surtout le traitement qui a été employé qui pourra faire varier le pronostic. Cette question est une de celles qui a le plus passionné les accoucheurs de la fin du siècle dernier et du commencement de celui-ci ; et c'est le cas de dire, — *adhuc sub judice lis est*, car la question n'est pas encore complétement tranchée.

Les opinions les plus opposées ont été professées et les partisans de chacunes d'elles allèrent au delà du but, par cela seul qu'ils furent trop exclusifs et refusèrent d'admettre ce qu'il pouvait y avoir de bon dans la doctrine de leurs adversaires.

Nous allons essayer, par quelques chiffres, de montrer les différences des résultats qui furent obtenus par les deux grandes méthodes qui avaient divisé les accoucheurs en deux camps ennemis ; nous voulons dire l'*expectation* et l'*intervention*, nous réservant au chapitre Traitement d'énumérer les indications et contre-indications de l'une et de l'autre.

Nous allons consulter quelques relevés statistiques qui ne pourront, il est vrai, être admis d'une façon absolue pour le cas particulier qui nous occupe, car les chiffres en représentent indifféremment les rétentions après accouchements et après avortements ; et nous regrettons vivement de ne pas pouvoir donner un tableau ne concernant que ces dernières. Nous avons bien les observations de rétentions après avortements, de Mauriceau ; mais elles sont trop peu nombreuses pour faire loi ; pourtant nous les publions plus loin.

Nous ne sommes pas plus enthousiaste qu'il ne faut pour les statistiques, surtout pour celles qui nous arrivent d'Allemagne.

Nous croyons, néanmoins, qu'on pourra en tirer quelques conclusions qui ne manqueront pas totalement d'intérêt et qui, si elles ne peuvent pas être exprimés d'une façon mathématique, n'en seront pas moins très-plausibles.

Nous verrons, en effet, que le plus grand nombre des rétentions ont lieu dans le troisième et quatrième mois et que c'est à cette même époque de la grossesse que l'avortement est le plus fréquent.

Sur 21,960 grossesses, Mme Lachapelle dit n'avoir observé que 148 avortements, soit 0,673 0/0. Nous croyons que cette donnée est loin de pouvoir être prise pour la règle et nous pensons être bien plus près de la vérité en admettant une moyenne entre les résultats obtenus au dispensaire de Westminster et à la clinique de Strasbourg.

Dans le premier de ces établissements, sur 515 grossesses on eut 147 avortements, soit 28,73 0/0. — A Strasbourg, sur 420 grossesses, 35 avortements, soit 8,33 0/0. — Ce qui ferait une moyenne de 19,47 0/0. — C'est aussi l'opinion de M. Stoltz, qui évalue cette moyenne de 25 à 33 0/0. Suivant Hufeland (*Journal der Praktisch. Arzneik.* t. 64), 1/10 des fœtus avortent chez les filles ; 1/25 chez les femmes mariées.

Ces résultats, évidemment, ne sont qu'approximatifs et il est impossible de dresser une statistique exacte de cet accident.

Depuis Hippocrate jusqu'à nos jours, on est à peu près d'accord pour admettre que c'est au troisième et au quatrième mois que l'avortement est le plus fréquent. Mme Lachapelle a émis, pourtant, une opinion contraire, en se fondant sur ses observations qui datent pour la plupart du sixième mois.

Sur 602 cas d'avortements que rapporte Witehead (*On the causes and treatment of abortion etc.*, London, 1847, p. 249), l'expulsion du produit eut lieu :

Au 2me mois 35 fois.

Au 2me mois   35 fois.
— 3me   —   275   —
— 4me   —   147   —
— 5me   —   30   —
— 6me   —   32   —
— 7me   —   55   —
— 8me   —   28   —

Tardieu (*Etude médico-légale sur l'avortement*, 1861, p. 20), sur 71 cas d'avortements criminels, a trouvé l'expulsion du produit :

Dans les 3 premiers mois   24 fois.
Du 3me au 6me   —   34 —
Du 6me au 8me   —   13 —

Nous n'avons pu trouver de statistiques nous donnant la fréquence des rétentions, relativement aux avortements et indépendamment des accouchements à terme. Mais Ramsbotham, sur 26,676 accouchements ou avortements, a trouvé 151 rétentions, soit 0,566 0/0.

Riecke, sur 217,353 accouchements ou avortements, a trouvé 1500 rétentions, soit 0,469 0/0.

Blumhardt, sur 56,419 accouchements ou avortements, a trouvé 600 rétentions, soit 1,06 0/0.

Merrimann a trouvé cette fréquence de 1,30 0/0 ; soit, en moyenne, une fréquence de 1,0246 0/0.

Enfin, nous avons dit que la gravité est loin d'être la même suivant qu'on abandonne la délivrance à la nature ou qu'on intervient. Voici, à ce sujet, toutes les statistiques que nous avons pu recueillir dans des recherches que nous croyons à peu près complètes.

Dans les observations de Mauriceau, sur 34 rétentions après avortements des cinq premiers mois, il fit 18 fois la délivrance artificielle et il eut 18 guérisons ; 16 fois il abandonna la délivrance à la nature, et 4 fois la femme mourut.

Sous la direction de Paul Dubois, M. Depaul a fait, il y a une trentaine d'années, des recherches sur la plus ou moins grande valeur de l'expectation et de l'intervention. Sur une centaine de femmes, on abandonna la délivrance à la nature ; elle a toujours tardé à se faire plus ou moins longtemps, avec de grandes souffrances peu favorables aux suites de couches. Des hémorrhagies inquiétantes empêchèrent même chez un grand nombre de poursuivre l'expérience. Et c'est après cela que Paul Dubois se déclara partisan de l'intervention.

Nous avons réuni dans le tableau suivant les autres statistiques.

Noms des auteurs	Expectation.	Morts.	Guérisons.	Mortalité °/₀	Intervention.	Morts.	Guérisons.	Mortalité °/₀	Observations.
Blumhardt... Riecke......	52	29	3	90,62	568	62	506	10,91	Blumhardt fait remarquer que pour 18 des cas où il y eut intervention suivie de mort, l'intervention avait été trop tardive ; ainsi à Stuttgard où les soins ne se firent pas attendre, il ne mourut que 2 femmes sur 53.
Beck (Deubel)	55	50	5	85,71	165	6	157	3,68	
Ulsamer......	18	9	9	50	52	4	48	7,79	
Frings......	49	31	18	63,26	2121	206	1915	9,71	
Seibetner....	55	50	5	85,71	104	4	100	3,84	
Pazot	67	59	8	88,06	65	6	57	9,52	
Küstner.....	»	»	»	»	429	69	360	16,08	
Meisner.....	»	»	»	»	118	2	116	1,69	
Blumhardt (à Stuttgard)...	»	»	»	»	53	2	51	3,77	
Totaux..	236	188	48		3671	361	3310		

En prenant les moyennes, nous trouvons, dans l'intervention une mortalité de 9,80 %, et dans l'expectation de 79,66 %.

Ces chiffres se passent de commentaires, ils sont d'une éloquence brutale. Aussi croyons-nous que parmi les accoucheurs de notre époque, il en est bien peu qui oseraient se vanter comme Ruysch de n'avoir pas perdu une seule malade pendant cinquante ans, avec rétention du délivre, *parce que, dit-il, la nature a toujours fait les frais de la délivrance.*

Ce serait pourtant, dit avec raison M. Stoltz, agir avec peu de prudence que d'appliquer ce principe de l'intervention à tous les cas de rétention, quelles qu'en soient la cause et la nature.

De ce qui précède nous tirons les conclusions suivantes :

1° D'une façon générale, le pronostic de la rétention placentaire doit toujours être très-réservé ;

2° S'il y a complication d'accidents nerveux graves, d'inflammations étendues, d'intoxication putride, d'hémorrhagie abondante, la mort en résultera dans la majorité des cas ;

3° En moyenne, sur 100 grossesses, il y a 25 avortements ;

4°   »   »   »   »   »   il y a 1,0426 rétentions placentaires ;

5° Au troisième et au quatrième mois les avortements sont beaucoup plus fréquents qu'aux autres époques de la grossesse ;

6° C'est dans ces mêmes mois que les rétentions sont le plus fréquentes ;

7° Et que le danger est le plus grand (n'est pas admis par tous les auteurs ;)

8° Le pronostic est surtout grave si on abandonne la délivrance à la nature. Dans ce dernier cas, la mortalité est de 79,66 %, tandis qu'elle n'est que de 9,80 % quand on intervient.

TRAITEMENT

> On ne doit jamais commettre aux soins de la
> nature un placenta adhérent, quand il est pos-
> sible de l'aller chercher avec la main.
> (Puzos, *Traité d'accouchement*, 1759, p. 146.)

Au sujet de cette importante question de la rétention placentaire, depuis Hippocrate jusqu'à nos jours, la science a, pour
ainsi dire, tourné dans un véritable cercle, revenant aux ancien-
nes théories, pour les quitter de nouveau et les reprendre
ensuite.

Mais cette lutte n'a pas été infructueuse ; pendant ce temps,
l'étiologie de cet accident a été mieux étudiée et, de la connaissance des causes et du mécanisme d'un phénomène à la connaissance du remède qui doit lui être opposé, il n'y a souvent
qu'un pas. Les procédés d'intervention connus se sont perfectionnés, des nouveaux ont été inventés et les indications, que
réclament les différents cas qui peuvent se présenter, peuvent,
aujourd'hui, être posées avec une netteté et une précision qu'il
était impossible de leur donner il y a un demi-siècle encore.

Chaque ouvrier a apporté sa pierre à l'édifice ; nous
n'oserions soutenir que le dernier mot ait été dit sur cette
question ; d'ailleurs nous ne le pensons pas ; mais, enfin, nous
sommes loin des manœuvres violentes, inconscientes et même
barbares d'autrefois.— Traiter de la prophylaxie de la rétention
de l'arrière-faix serait traiter de la délivrance en général ; cela
nous entraînerait beaucoup trop loin. Nous nous contenterons
d'en dire quelques mots.

La méthode de Scanzoni qui conseille l'extraction de l'œuf
aussitôt que le col est assez dilaté pour permettre l'introduction
de deux doigts, est loin de nous paraître justifiée. Il déclare, il

est vrai, que l'on doit séparer l'œuf totalement, ou, si les membranes se déchirent trop tôt, saisir ce qui reste et l'attirer au dehors ; mais cette pratique sera presque toujours impossible.

Baudelocque nous prévient déjà contre les interventions intempestives et prématurées et recommande, avec raison, de ménager l'œuf le plus longtemps possible. Dans l'immense majorité des cas, aucun accident ne vient nous forcer à hâter la rupture des membranes et, outre que ce mode de traitement quelquefois pourra arrêter l'avortement dans sa marche et permettre à la grossesse d'aller jusqu'à terme, il provoquera souvent l'expulsion de l'œuf en entier, fœtus et annexes réunis ; il présentera, encore, le grand avantage de rendre l'intervention bien plus aisée si, après l'expulsion du fœtus, les annexes ont été retenues dans la matrice. En effet, le col aura été plus dilaté, plus ramolli et pendant plus longtemps ; et par suite il reviendra moins rapidement sur lui-même et avec moins de force.

Et même, une fois les eaux écoulées, si aucun accident ne rend l'intervention absolument nécessaire, s'il n'y a pas, comme dit Hegar, *indicatio vitalis*, il faudra se rappeler que le décollement du placenta s'effectuera avec d'autant plus de facilité et de rapidité que l'expulsion du fœtus aura plus tardé.

A cet effet, la femme devra rester couchée dans le décubitus horizontal, dans un repos complet de corps et d'esprit ; proscrire les boissons et les aliments excitants ; s'il y a un certain degré d'éréthisme, comme cela arrive le plus souvent, boissons fraîches et acidulées ; maintenir une température très-modérée dans la salle où se trouve la parturiente. Ce n'est qu'en cas de faiblesse très-grande qu'on peut accorder du vin coupé d'eau, du bouillon ou du lait.

On a beaucoup préconisé la saignée et certains ont même conseillé de la pratiquer dans tous les cas : nous croyons que ce serait aller au delà du but et, pour notre compte, nous ne l'admettons que lorsqu'elle présente quelques indications spéciales, telles que pléthore générale ou partielle, etc. Pour combattre les douleurs trop vives ou trop rapprochées, ou surtout un état nerveux surexcité, nous préférons de beaucoup les préparations opiacées, soit en potions, soit en frictions, soit plutôt en lavements.

Il faudra aussi éviter de tirer sur le cordon qui, trop faible, ne pourrait résister ; on se priverait ainsi d'un conducteur quelquefois très-utile ; enfin, le traitement prophylactique consistera à éviter la production ou à faire cesser à temps les nombreuses causes qui peuvent produire la rétention du délivre ; causes dont nous avons parlé au chapitre Etiologie, et sur lesquelles nous ne reviendrons pas.

Schweighauser dit avoir trouvé que la ligature de cette portion du cordon qui reste au placenta facilitait son décollement. (*Das Gebœren nach der Beobachten natur*, etc., 1825, p. 156.) Cette opinion est aussi celle de M. le professeur Stoltz. Il explique la facilité de la séparation du placenta par la pesanteur, la turgescence de cet organe que l'on trouve ordinairement gorgé de sang après qu'il a été expulsé ou extrait.

« Cette pratique, dit avec raison M. Stoltz, a encore un autre avantage qui n'est pas à dédaigner : le lit de la femme se remplit moins de sang ». Baudelocque (*Art des accouchements*, t. I, p. 391) émet une opinion complétement opposée, qu'il emprunte d'ailleurs à Smellie et que nous croyons erronée.

Nous mentionnerons encore une autre méthode, bien qu'elle ne puisse guère être utilisée que dans les derniers mois de la grossesse. Cette méthode est ce que l'on a appelé à tort *le procédé de Credé*. Nous disons *à tort*, car c'est encore là une de ces découvertes dont s'enorgueillit la science allemande et qui ne lui appartient pas.

En effet, Credé n'a fait connaître le procédé qui porte son nom qu'en 1853 (*Klinische Vortrœge über Geburtshülfe*, Berlin 1853, p. 599). Or, dès 1769, Rob Wallace Johnson a décrit ce même procédé avec une netteté et une précision qui ne laissent absolument rien à désirer. (*A new system of midwifery*, London 1769, p. 200.) Depuis, White et Jos. Clarke ont également insisté sur sa valeur. En Allemagne même, c'est Jean-David Busch qui, le premier, l'a pratiqué méthodiquement et enseigné au commencement de ce siècle. (*Beschreibung zweier merkwürdigen Menschlischen Misgeburten*, etc., Marburg, 1803, p. 55.)

A Strasbourg, il y a nombre d'années qu'il est employé et que MM. les professeurs Stoltz et Aubenas en tirent d'excellents résultats tant à la clinique que dans leur clientèle.

Que ce soit Credé qui l'ait fait accueillir en Allemagne, nous voulons bien l'admettre, mais nous lui contestons formellement l'honneur de l'avoir inventé.

La main de l'accoucheur, dit-il, doit être appliquée sur l'utérus immédiatement après l'accouchement et ne doit l'abandonner que quand le placenta est expulsé ; et, ajoute le professeur de Leipsick, le moyen le meilleur, le plus sûr, le plus rapide et le plus direct pour exciter la matrice à se contracter dans la période de délivrance, est d'agacer et d'exprimer le fond et le corps de l'utérus avec les mains à travers les parois abdominales. « Das beste, sicherste, schnellste und directeste Mittel zur Anregung der Gebærmutterzusammenziëhungen in der Nachgeburtsperiode ist das Reizen und Reiben der Gebærmuttergrundes und Gebærmutterkœrpers von den Bauchdecken aus mit der Hand. »

Nous n'insisterons pas davantage sur cette méthode de traitement qui pourra rendre des services dans les derniers mois de la grossesse, mais qui, après l'avortement, est d'une efficacité plus que douteuse.

Pourtant, bien que n'ayant jamais pu juger par nous-même de la valeur de ce procédé, qu'on nous permette de dire qu'il nous effraye un peu ; il nous semble que ce ne peut pas être impunément qu'on va pétrir et malaxer une matrice déjà trop prédisposée aux inflammations.

M. le docteur Chantreuil, qui s'est fait à Paris le défenseur de cette méthode, l'a étudiée tout au long,. avec beaucoup de netteté, dans un excellent travail *Sur l'expression utérine*, publié dans les *Archives générales de médecine*, d'octobre 1870.

Passons maintenant au traitement de la rétention et des accidents et complications qui peuvent l'accompagner.

Ce serait une grande erreur de vouloir indiquer une règle générale pour ce qui concerne le traitement de la rétention placentaire, sans tenir compte des cas particuliers et des circonstances extraordinairement diverses qui peuvent accompagner ce redoutable accident.

Les indications à remplir varieront, en effet, avec de nombreuses considérations, avec la cause qui produit la rétention, avec les accidents concomitants et avec leur gravité, avec la durée de la rétention et l'époque plus ou moins avancée de la grossesse, avec l'état du col, avec la constitution et les forces de la parturiente et même avec la cause qui a produit l'avortement.

Tantôt il faudra attendre, mais la surveillance devra être des plus actives ; tantôt il faudra intervenir, mais il ne sera pas indifférent de le faire de telle ou telle façon.

Nous avons vu qu'il n'était pas toujours très-facile d'établir qu'il y a rétention ; dans ce cas, s'il n'y a point d'accident, il faut attendre ; mais dès que des accidents un peu graves viendront menacer la vie de la malade et confirmer le diagnostic rétention, il faudra agir.

On n'oubliera pas non plus que la délivrance ne doit pas être regardée comme retardée ici, seulement parce qu'elle n'arrive pas aussi vite que dans l'accouchement à terme. Nous avons fait quelques recherches au sujet de la durée extrême qu'il faut attribuer à la délivrance dans l'avortement ; nous n'avons pu recueillir aucune donnée sur ce point, si ce n'est dans une étude très-bien faite que M. le professeur agrégé Guéniot a publiée dans le *Bull. de Thérap.*, 1867 ; il admet comme retard normal pour la sortie du délivre, 2 ou 3 jours au plus dans les avortements des deux premiers mois, 24 heures dans ceux du troisième et du quatrième, 12 heures dans ceux du cinquième mois. « Quand la durée de la rétention, dit-il, n'a pas dépassé les limites que nous venons d'assigner, s'il n'y a aucun accident grave, il faut attendre. Pas d'indication, pas d'action. » Nous croyons que c'est être trop exclusif et qu'il est absolument impossible de se baser sur de pareilles données ; on s'exposerait à de cruelles méprises. Il faut se diriger et se décider, non pas sur un fait isolé, sur la durée de la rétention, par exemple, mais sur l'ensemble des phénomènes que présente chaque sujet.

Ainsi, il ne sera pas sans importance de savoir quelle est la cause qui a produit l'avortement : car quand l'œuf est mort depuis quelque temps déjà, lors de la fausse couche, il n'y a presque jamais d'hémorrhagie et la délivrance est généralement facile et se fait dans un temps assez court. Quand, au contraire, l'avortement est la conséquence d'une violence quelconque et que l'œuf a été expulsé, vivant ou mort, depuis très-peu de temps, l'hémorrhagie sera à craindre et on sera souvent forcé de faire la délivrance artificielle.

Quand les accidents sont légers, lors même que la durée de

la rétention a un peu dépassé le terme habituel, nous avons vu souvent nos maîtres hésiter à intervenir et dire : attendons encore quelques heures et, peut-être, tout se terminera-t-il spontanément. Et ils se contentaient alors d'ordonner quelques mesures hygiéniques de propreté, des injections émollientes, astringentes ou désinfectantes, suivant les cas ; souvent, en effet, la matrice réussissait à se débarrasser du délivre et tous les accidents disparaissaient. Mais cette terminaison heureuse n'a pas toujours été la suite de cette expectation ; les accidents se sont aggravés, des complications nouvelles ont surgi et nous avons vu les accoucheurs les plus distingués de notre époque se demander s'ils n'avaient pas eu tort d'attendre et s'ils n'auraient pas mieux fait d'intervenir alors que l'intervention était facile et presque exempte de dangers. Car souvent il est trop tard ; on intervient, on extrait le placenta ; mais la femme est épuisée par une hémorrhagie abondante et survenue rapidement ; ou bien l'intoxication putride a déjà fait des progrès et la mort arrive, bien qu'on ait enlevé la cause première du mal. C'est ce que nous voyons dans deux observations, l'une de Whyte, l'autre de Perfect, toutes deux publiées par Burns : une fois, le placenta tout entier, mais déjà décomposé, sortit spontanément le quatrième jour ; les accidents septiques n'en continuèrent pas moins à progresser et la femme succomba le vingt-deuxième jour ; une autre fois, l'expulsion spontanée du délivre eut lieu le vingtième jour, mais la mort survint le trentième, par épuisement résultant de pertes abondantes. On trouve dans Mauriceau plusieurs observations de ce genre.

Donc, à notre avis, quand le retard dans la délivrance a dépassé certaines limites qui varieront, d'ailleurs, pour chaque cas, l'on peut à la rigueur attendre tant qu'il n'y a pas d'accidents ; mais, en pareil cas, il faut toujours se dire que ces accidents peuvent avoir lieu ou auront lieu probablement et que l'extraction artificielle n'en présentera que moins de chances de réussite. Au contraire, dès qu'il y a menace d'accidents, que la vie ou la santé de la femme peut être sérieusement compromise, il n'y a plus à hésiter, il faut agir et ne pas seulement traiter les accidents ou complications, mais s'attaquer directement à leur cause, la rétention du délivre. Cette intervention, nous l'acceptons d'autant plus volontiers qu'elle nous paraît être aussi utile, aussi efficace qu'inoffensive, depuis que les procédés se sont perfectionnés. Nous avons vu dans le chapitre précédent l'expectation donner 79,66 0/0 de mortalité, tandis que l'intervention n'en accusait que 8,80 0/0.

Il est vrai que, dans certaines circonstances particulières, l'extraction artificielle du délivre pourra, jusqu'à un certain point, être contre-indiquée, par exemple quand la matrice est très-épuisée et qu'il y a adhérence de la totalité du délivre ou dans les inflammations un peu intenses de la matrice ou des organes voisins, etc. Mais, dans ces cas encore, ce n'est pas à dire qu'il faille rester sans rien faire, spectateur oisif, comme dit Levret ; on s'adressera aux symptômes, aux accidents et on attendra pour enlever le délivre que ces accidents se soient calmés. « L'intervention est la règle, dit Joulin, mais il faut choisir le moment opportun et se baser sur l'examen des phénomènes physiologiques, sans avoir égard à la question de temps. »

Dans les avortements des deux premiers mois, l'intervention est rarement indiquée ; les rétentions y sont moins dangereuses ; l'expectation devra être la règle, tant qu'aucun accident un peu grave ne menace ; *de grands soins de propreté*, une hygiène bien entendue, des injections vaginales et utérines, suffiront dans la grande majorité des cas.

Plus tard, on a à craindre les accidents les plus redoutables ; et après avoir donné à l'expectation un temps suffisant et qu'il nous est impossible de fixer d'une manière générale et qui, suivant les cas, pourra être de 1, 2, 3, 4 et 5 jours, il faudra chercher à prévenir ces accidents par une délivrance faite de bonne heure, d'après les règles que nous allons exposer.

Souvent, pour faire cesser la rétention du délivre, il suffit de s'adresser directement à la cause qui la produit ; au cathétérisme, quand c'est la rétention d'urine ; aux frictions hypogastriques, à tout ce qui peut exciter la contractilité musculaire, quand c'est l'atonie de la matrice ; Dubois conseille le seigle ergoté ; les bandages et la compression utérine avec les mains (Murphy) ; l'extrémité du cordon dans un verre d'eau froide (Guillemot) ; le toucher anal et les tractions sur les poils du mont de Vénus (de la Tourette) ; des lavements de séné et des applications d'eau froide sur le ventre (Trousseau). Si la rétention est due au volume excessif du placenta, on embrasse ce dernier avec le doigt en forme de crochet et on l'extrait. On a été quelquefois obligé de le dilacérer et de le sortir par lambeaux ; mais généralement le volume n'est pas une cause sérieuse de rétention.

Si l'axe utérin est dévié sous un angle trop prononcé de la direction de la ligne centrale du canal génital, on saisit à travers la paroi abdominale la matrice à deux mains et on la redresse, puis on la comprime fortement en la refoulant vers en bas. Dans le cas d'antéversion, on fait faire au col un mouvement de bascule d'arrière en avant et de haut en bas pendant que le corps de la matrice est ramené à sa position normale par une pression abdominale de bas en haut.

Quand le placenta est enkysté, incarcéré, enchatonné, en un mot quand il y a contracture d'une partie ou de la totalité de l'organe gestateur, s'il n'y a pas d'hémorrhagie, si rien ne menace, on peut s'en tenir à peu près à l'expectation ; on applique une flanelle chaude sur le ventre de la femme, on lui fait prendre une infusion chaude de camomille, etc., et souvent il n'en faudra pas plus pour que le spasme s'amende et permette de faire l'extraction de la manière habituelle. Mais si cette contracture persistait quelques heures et si des accidents se produisaient, il faudrait intervenir et s'empresser de faire la délivrance artificielle. Pour cela la main, chauffée et graissée comme elle doit l'être chaque fois qu'on l'introduit dans les parties génitales, est portée le long du cordon jusqu'au rétrécissement, pendant que de l'autre main on fixe et on abaisse la matrice à la rencontre des doigts ; ceux-ci, réunis en forme de cône cherchent à élargir lentement, doucement, progressivement la partie coarctée et, peu à peu, on réussit à introduire dans l'utérus d'abord un doigt, puis deux et, quelquefois, s'il est nécessaire, la main entière. Le décollement (s'il y a lieu) et l'extraction se feront suivant des règles que nous exposerons un peu plus loin.

Dans un cas de contraction de la totalité de l'utérus, où l'on avait prescrit 3 gr. de seigle ergoté, M. Stoltz donna 2 gr. de liqueur anodine d'Hoffmann et 1 gr. 25 de teinture d'opium, et fit des injections avec une décoction d'herbe de belladone et de jusquiame. Burns recommande les applications subites de fomentations froides. Un bain de siège, un bain général, des injections émollientes, narcotiques, stupéfiantes, des lavements laudanisés, des frictions sur le collet ou sur le resserrement de l'utérus avec une boulette d'extrait de belladone ou d'onguent mercuriel belladoné portée sur l'ongle jusqu'à ce collet pourront tantôt suffire à faire cesser la stricture, tantôt servir d'adjuvants aux doigts qui cherchent à la franchir. D'ailleurs il arrive quelquefois, ainsi que le font remarquer avec raison Crantz et Velpeau, que la douleur causée par l'introduction de la main

dans la partie de l'utérus restée souple, fait cesser l'enchatonnement.

Certains ont préconisé les inhalations de chloroforme ; ce
moyen serait beaucoup trop dangereux ; car pour que le chloroforme agisse sur les fibres musculaires de l'utérus, il faudrait
pousser l'anesthésie à un degré extrême.

Les procédés d'intervention sont nombreux ; nous allons les
passer rapidement en revue.

Si le placenta est totalement décollé, quelle que soit la cause
qui empêche son expulsion, qu'il y ait ou non des accidents, il
faut l'extraire, à moins de difficultés particulières. Pour cela, on
introduit deux ou trois doigts dans l'orifice utérin ; passant un
doigt par dessus la face utérine du délivre, on s'en sert comme
d'un crochet pour en dégager une partie et on entraîne le reste
en lui imprimant des mouvements de torsion qui feront des
membranes une corde assez solide pour les empêcher de se
déchirer. On pourra quelquefois engager la femme à pousser de
son côté, afin que les efforts réunis de l'art et de la nature fassent
sortir un délivre qu'une surface trop large retenait à l'embou-
chure de l'orifice trop peu dilaté. Et rarement, le volume du
placenta sera un obstacle sérieux dans les premières heures ; le
col est encore entr'ouvert et avec les doigts on arrive sans peine
et sans violence à le dilater suffisamment pour permettre l'extraction du délivre.

Ici se place naturellement une recommandation que nous
croyons de la plus haute importance et sur laquelle M. le professeur Pajot ne pensait pas pouvoir trop insister dans un entre-
tien que, récemment, nous avons eu l'honneur d'avoir avec
lui. Quand le délivre, décollé en partie seulement ou même en
totalité, se trouve avoir une de ses portions engagée dans le col,
il ne faut jamais tirer sur cette dernière. Ce serait une manœuvre

détestable ; le placenta très-mou encore se déchirerait et cette portion engagée qui servait à exciter le col n'existant plus, la rétention en serait une conséquence presque inévitable.

Nous ne sommes guère enthousiaste pour les nombreux et divers instruments qui ont été imaginés tant pour le décollement que pour l'extraction du délivre. Nous citerons, au hasard, le crochet à délivrance de Dugès (crochet mousse avec une anse de fil de fer ou d'argent), l'érygne et la rugine du docteur Dewees, de Philadelphie, la spatule fenêtrée de Millot, de Dijon ; Levret a inventé une pince à faux germes qui, en plusieurs occasions, dit-il, lui a rendu de grands services ; on pourra quelquefois employer avec succès une branche isolée de cette pince ; on la fait pénétrer dans l'utérus du côté le plus libre et embrasser la partie la plus saillante de la masse placentaire, sur laquelle on la fera agir comme un levier.

Hohl a imaginé une pince qui ressemble à un petit forceps (Vortræge die Geburt des Menschen, Halle, 1845, p. 132). Les pinces à polypes, la pince de Kluge (faite pour l'introduction de l'éponge préparée) peuvent servir au même usage. La curette de Récamier n'est plus usitée aujourd'hui.

Il y a quelques années, M. le professeur Pajot a fait fabriquer une curette articulée qu'on introduit droite et qu'on recourbe ensuite lorsqu'elle est rendue au fond de l'utérus par-dessus le placenta. C'est le cas qui fait le sujet de l'obs. VI qui a donné à M. Pajot la première idée de cet instrument, d'abord assez grossier, fabriqué précipitamment en deux heures pour les besoins du moment, mais perfectionné depuis ; celui que le savant professeur a eu l'obligeance, ces jours derniers, de nous faire voir dans son cabinet et de faire manœuvrer devant nous, porte au bas de sa tige un petit index qui indique à l'opérateur le degré d'inclinaison de la curette. Rien qu'en voyant l'index, on saura si elle est droite, à angle plus ou moins aigu ou complétement fermée. De plus, modification des plus importantes, la partie supérieure, mobile, peut être désarticulée, enlevée et remplacée par d'autres ayant la même forme, mais un volume différent : on comprend sans peine toute l'utilité de ce perfectionnement. Le mécanisme en est simple, ingénieux, manœuvrant facilement et l'on conçoit aisément que son auteur en ait tiré d'excellents résultats.

Nous n'ignorons pas que le doigt est le plus sûr, le plus souple et le moins aveugle des instruments, mais il n'en est pas moins vrai que cette curette pénétrera là où il n'est pas possible de faire pénétrer le doigt ; et pour nous ce sera là la vraie indication. Car, d'une façon générale, nous posons qu'il ne faut se servir de ces instruments que quand le doigt est complétement insuffisant.

Leur application est, en effet, souvent une opération laborieuse et on a vu des accoucheurs d'une habileté consommée, forcés d'introduire l'instrument dans la matrice, jusqu'à 20 et 30 fois, d'extraire le délivre par lambeaux et de risquer de pincer la paroi utérine, de produire des eschares, des métrites, etc.

« Agissant en aveugles, dit Velpeau, si la main ne peut les accompagner, de tels moyens seraient inutiles ou dangereux ; lorsque les doigts peuvent entrer dans l'utérus, ils rendent superflue toute espèce de tige étrangère. » C'est aussi l'avis de Mme Lachapelle.

C'est, certainement, exagérer ; nous pensons, qu'en bien des cas, ces instruments peuvent rendre des services réels et nous nous garderons bien d'en recommander un à l'exclusion de tous les autres ; la plupart sont bons et seront préférables suivant les circonstances.

Pour provoquer les contractions de la matrice et l'expulsion du délivre, bien d'autres moyens ont encore été recommandés et employés. Nous citerons : la pression sur l'utérus ou sur ses côtés par des sacs à terre, par des sachets de sable chaud, par plusieurs serviettes superposées, par des bandages ; les cataplasmes froids, les frictions hypogastriques, l'éther versé goutte à goutte et d'une certaine hauteur sur l'abdomen, les injections lentes et progressives d'eau froide dans la veine ombilicale (Mojon, de Gênes), les injections vinaigrées dans cette veine (ces injections agissent en distendant le placenta, en en augmentant le volume, en refroidissant et en contractant l'utérus) ; la succion du mamelon, le borax et la teinture de canelle, les bains de siége, chaleureusement recommandés par Leroy, les lavements irritants, conseillés par Mauriceau et qui nous semblent sinon nuisibles, au moins inutiles, les douches utérines, l'introduction d'un doigt dans le col, immédiatement après l'avortement (Baudelocque), etc.

Pour retirer de ces différents moyens tout l'effet qu'on désire, il faudra souvent en associer plusieurs. Les plus utiles sont les injections dans la veine ombilicale, les bains de siége (dans le cas de contracture par exemple), et surtout les douches utérines, vivement recommandées par Pajot et à juste titre.

La première idée de ces douches vaginales chaudes, appartient à Kivisch, de Wurtzbourg, qui les employa d'abord pour provoquer l'accouchement prématuré. L'eau doit être de 35° à 40°. Les uns se servent d'appareils spéciaux, d'autres d'un clysopompe, de l'appareil du docteur Eguisier, d'une seringue ; M. Stoltz emploie de préférence une pompe à main de jardin.

Ces douches ont, en outre, l'avantage de nettoyer l'intérieur de l'utérus et de le débarrasser des corps en décomposition qu'il peut contenir.

C'est ici le lieu de dire quelques mots d'un médicament jouissant d'une réputation universelle, dont nous ne contesterons pas les propriétés, mais dont on a extraordinairement abusé et dont on abuse encore. Nous voulons parler de l'ergot de seigle. Nous ne nous occuperons pas des indications et contre-indications qu'il peut présenter à la fin de la grossesse ; quoique, sur ce sujet aussi, il y aurait de nombreux abus à signaler.

Seulement nous serions heureux si notre protestation, venant se joindre modestement à celles de plusieurs maîtres autorisés, pouvait un peu contribuer à faire restreindre, sinon à faire rejeter l'emploi du seigle ergoté dans les rétentions du délivre dans les cinq premiers mois de la grossesse.

Il est fort à regretter qu'on ne puisse pas empêcher les sage-femmes d'en faire un usage aussi fréquent qu'intempestif et inintelligent. Car la contracture du col en est trop souvent la conséquence et cette contracture persiste, généralement, pendant deux ou trois jours, c'est-à-dire un temps suffisant pour que la femme succombe soit à l'infection putride, soit à l'inflammation de la matrice.

« Il est de mode aujourd'hui, dit M. Jacquemier, de se méfier beaucoup de l'ergot et de l'accuser de déterminer une rétraction spasmodique et d'incarcérer le placenta. Si cette crainte n'est pas complétement chimérique, elle est au moins singulièrement exagérée et tend à priver la pratique d'une ressource précieuse contre les hémorrhagies qui précèdent et accompagnent souvent les avortements en voie de s'accomplir ». Velpeau s'est montré grand partisan du seigle ergoté ; Duguet et Dufour disent en avoir tiré de bons résultats. Cazeaux nous prévient déjà contre les dangers que présente l'administration de ce médicament.

« L'ergot de seigle, dit Pajot, qu'on est excusable de donner dans le cas de rétention après avortement, parce qu'alors l'introduction de la main dans la cavité utérine n'est pas encore possible, produirait plus tard un effet contraire à celui qu'on en attendrait ». Nous admettrons volontiers que les dangers de cette médication soient moindres dans les premiers mois, mais nous croyons son efficacité complétement illusoire. D'autre part, toute matrice épuisée par un long travail, irritée par une cause quelconque, sera particulièrement sujette à ce qu'on a appelé tétanos ergotique, c'est-à-dire à une violente contracture du col et à un resserrement spasmodique de son corps. Il faudra surtout le proscrire s'il existe des symptômes de métrite.

On a préconisé l'ergot dans le cas où le délivre décollé en partie se trouve engagé dans le col ; soit, mais dans ce cas il est plus simple de l'enlever avec deux doigts, ou, s'il n'y a pas urgence, il vaut encore mieux ne rien faire du tout. La nature y suffira.

On a conseillé aussi, en même temps qu'on administrait l'ergot, d'introduire deux doigts dans le col ou d'appliquer simultanément le tamponnement. C'est logique, mais le tamponnement seul arrivera généralement au même résultat.

Qu'on ne se méprenne pourtant pas sur notre pensée ; nous nous garderions bien de vouloir rejeter l'ergot d'une façon générale ; ce médicament a rendu et rend encore de grands services ; nous ne nous élevons ici que contre son emploi dans le cas de rétention placentaire des premiers mois où il est toujours inutile quand il n'est pas nuisible.

La plupart de ces divers moyens ont encore été employés et non sans succès dans le cas d'adhérences du placenta ; les douches utérines, les frictions hypogastriques, les injections froides dans la veine ombilicale, les instruments divers que nous avons cités et en particulier la curette de M. Pajot, pourront assurément rendre de grands services.

Mais il est, pour vaincre les adhérences inter-utéro-placentai-
res, d'autres procédés bien plus efficaces, bien plus sûrs et bien
moins dangereux. Ces procédés peuvent être rangés en trois
classes :

1° Le décollement manuel ;

2° Le tampon et l'éponge préparée ;

3° Les dilatateurs intra-utérins.

Les deux derniers ont été imaginés surtout pour la provoca-
tion de l'accouchement prématuré, mais seront, dans les rétentions des premiers mois, d'autant plus avantageux que l'introduction de la main et même des doigts présente souvent de
sérieuses difficultés.

Décollement manuel. — Il y a à considérer le cas où le placenta est décollé en partie ou est totalement adhérent.

S'il est décollé en partie, la femme étant dans le décubitus
horizontal, comme pour le toucher, on porte suivant les règles
la main ou deux doigts dans la matrice, entre la portion déta-
chée et l'utérus, la face dorsale du côté de l'utérus, la face pal-
maire du côté du délivre, et, par de petites et simples tractions
successives, on arrive à décoller le tout. Ces tractions sont préférables au mouvement de scie de quelques auteurs qui risque
de léser l'utérus.

Il est bon de tenir les doigts réunis, afin que les membranes
ne s'interposent pas entre eux. L'autre main soutient la matrice
et l'abaisse.

Nous avons trouvé ce procédé décrit de main de maître dans
un in-folio datant du xvie siècle, intitulé : *De mulieribus curan-
dis morbis,* cap. XXX, p. 107, par Nicolas Rocher. Nous nous
faisons un plaisir de citer textuellement : « Si autem fundo
uteri sit connexa, demissa simili modo manu callida, et pingui
inuncta, apprehensam secundam trahemus, non tamen in rec-

tum, ne uterus procidat, neque violenter admodum, sed leniter ac placide primum in obliquum diducemus, huc atque illuc circumagentes : deinde paulo validius attrahemus, hoc enim pacto obsequuntur et a connexu solvuntur. Quod si vulvæ ou clausum fuerit, perfusionibus utemur et sinistræ manus digitis leniter aperire et paulatim dilatare conabimur. »

D'autres fois, les adhérences étant un peu fortes, l'extrémité des doigts, placée entre l'utérus et le placenta, déprime celui-ci et agit par une véritable décortication, comme l'appelle Peu, qui l'a comparée à la décortication d'une orange. On fait agir surtout les bords latéraux des phalanges unguéales et si l'on ne parvient pas à sectionner ainsi les parties exceptionnellement résistantes et comme tendineuses, il faut les écraser avec l'extrémité des doigts ou bien les énucléer du parenchyme placentaire et les laisser adhérentes à la paroi utérine. Cette dernière pratique est bien préférable à celle de Smellie et Baudelocque qui conseillaient de séparer tout ce qui est décollé et d'abandonner le reste à la nature.

Scanzoni donne le précepte suivant qui mérite d'être pris en sérieuse considération : « Si l'opération (de la délivrance artificielle) rencontre des difficultés (une fois la main introduite) par suite de l'insertion latérale ou antérieure du placenta, le procédé le plus simple consiste à laisser la main en place et à changer le décubitus dorsal de la femme en décubitus latéral, en faisant passer l'une de ses extrémités inférieures par dessus le bras de l'opérateur tenu dans l'extension ; il est utile de s'arranger de façon à ce que la patiente se trouve couchée sur le côté où adhère la totalité ou la plus grande partie du placenta. »

Quand le placenta est adhérent dans sa totalité, il est quelquefois plus difficile de le décoller et c'est alors que les dilatateurs, le tamponnement et l'éponge préparée pourront surtout être indiqués.

Pourtant, ici encore, on pourra agir comme précédemment, soit qu'on commence le décollement par un des bords du placenta, soit, comme on l'a conseillé, qu'on perfore d'abord avec l'index la partie centrale et que de là, en divergeant, on achève la séparation.

Dans le cas de placenta enchatonné, où un seul doigt pourrait pénétrer sur l'enchatonnement, M. Dubroca, de Bordeaux, cité par Cazeaux, conseille d'introduire le doigt dans l'ouverture du chaton et, à l'aide de ce doigt, de déchirer, de réduire en bouillie le placenta, qui est ainsi expulsé par fragments. Cette méthode, qu'il appelle *méthode par érosion*, paraît lui avoir donné de bons résultats.

Enfin, si on a été obligé de laisser quelques fragments adhérents, il faudra veiller avec soin à la propreté des parties. *Injice in stomacum uteri* (Hippocrate) ; on fera de fréquentes injections avec des infusions de sauge, de thym, de camomille, etc. Des injections légèrement détersives ou désinfectantes, avec eau-de-vie (Hoffman), avec chlorure de chaux (Duparcque), avec permanganate de potasse (Depaul), avec sulfite de soude (Stoltz). Le professeur de Strasbourg recommande de se servir d'une sonde à double courant. Si, en outre, il y a léger mouvement fébrile et les symptômes initiaux ou confirmés de la résorption putride, on a recommandé à l'intérieur l'acide chlorhydrique dilué, le sulfate de quinine, le borax, l'alcoolature d'aconit, les purgatifs salins répétés, etc. S'il y a des accidents nerveux, on a préconisé le camphre, le musc, les opiacés, etc.

Nous avons vu qu'il existe encore une autre complication de la rétention après avortement, *c'est l'hémorrhagie.*

L'hémorrhagie interne est très-peu à redouter dans les cinq

premiers mois, vu le peu de développement et d'élasticité de l'utérus ; d'ailleurs, le traitement serait le même à très-peu de chose près. Nous en dirons autant de l'accumulation de sang entre l'utérus et le placenta adhérent seulement par sa circonférence; on a conseillé, dans ce dernier cas, de percer le placenta à son centre.

Dans toute métrorrhagie, la première indication est de donner à la femme une position horizontale, de la maintenir dans l'immobilité, la tête un peu plus bas que le bassin, et pour cela de lui enlever promptement oreillers et traversin. Hippocrate avait conseillé l'introduction dans le vagin d'une grenade dépouillée de son écorce ; Bigenhër, à Florence, et Evrat, à Paris, ont recommandé l'introduction d'un citron également privé de son écorce. Injections vaginales avec décoction de quinquina concassé, de chlorure de sodium (Chailly). En outre, bonne aération, vêtements frais, acide de Haller, boissons acidules, acétate d'ammoniaque.

Stoltz pratique la compression en agissant avec les deux mains sur l'utérus et en le serrant contre une des fosses iliaques. Dans les cas très-graves, il a retiré de bons effets de la compression de l'aorte, tant par l'extérieur, au-dessus du fond de la matrice, que par l'intérieur, à travers la paroi postérieure de l'organe. Seulement, il y combine l'ergot, parce qu'il a remarqué que l'utérus se relâche pendant la compression de l'artère. Baudelocque, l'inventeur de cette méthode, dit que, même chez les femmes très-grasses, en pressant d'une manière continue, avec force, mais sans brusquerie, on arrive à comprimer l'aorte contre la colonne lombaire. Jacquemier déconseille cette compression ; il dit que les hémorrhagies étant en général veineuses, comme on ne peut comprimer l'aorte sans comprimer la veine cave inférieure, au lieu de diminuer, on augmente l'hémorrha-

gie. La compression empêche bien le sang d'arriver par les ar-
tères utérines, mais elle augmente par les ovariques, dont l'ori-
gine est généralement placée au-dessus du point où s'exerce la
compression.

On devra enlever le délivre chaque fois que cela n'offrira pas
trop de difficultés et, alors, le seigle ergoté rendra réellement
de grands services.

Mais le traitement le plus efficace pour mettre une digue à
l'hémorrhagie et en même temps provoquer les contractions de
la matrice, le décollement et l'expulsion de délivre, c'est le...
Tamponnement.—En effet, pendant qu'il oppose à l'écoulement du
sang un obstacle mécanique, il favorise la formation de caillots
volumineux qui, non-seulement oblitèrent l'orifice des vaisseaux
béants, mais encore, par action directe sur le col, provoquent
des contractions de la matrice et la dilatation de l'orifice.

Il ne faut pas le laisser en place plus de 24 à 36 heures ; il
vaut bien mieux le renouveler.

Il y a plusieurs méthodes de tamponnement :

1° Tamponnement classique. Bourrer le vagin jusqu'au col de
charpie bien tassée.

2° Tamponnement en queue de cerf-volant ; bourdonnets,
boulettes de charpie de la grosseur d'une noix attachées avec un
fil qu'on laisse pendre hors la vulve. Les uns emploient ces
boulettes sèches, les autres les trempent dans de l'huile, dans
du blanc d'œuf, dans du vinaigre, dans une solution d'alun, de
tannin, de perchlorure de fer.

3° Introduction de grandes éponges molles, avec ruban pour
les extraire et trempées dans du vinaigre, dans une infusion de
sauge ou de serpolet. Paul d'Egyne a indiqué ce moyen.

4° Tamponnement de Trousseau : sac en doigt de gant plus
considérable que le volume de la cavité à combler et qu'on

remplit à l'aide de charpie ou de toute autre matière compressible.

5° Linge roulé en bouchon et trempé dans le vinaigre (Mme Boivin) ou dans l'huile (Burns).

6° Ouate roulée en boulettes.

7° Chanvre ou lin.

Plusieurs de ces procédés ont de grands défauts, mais ont l'avantage, souvent, de faire gagner un temps précieux, à la campagne, par exemple, où l'on n'a pas toujours de la charpie prête, mais où l'on trouvera toujours des vieux linges, du chanvre, du lin, des éponges.

8° M. le professeur Pajot enseigne une méthode de tamponnement qui a sur les précédentes d'immenses avantages et que nous allons décrire tout au long. Ayant préparé 12 à 15 bourdonnets de charpie et autant de morceaux d'agaric tomenteux, tous gros comme le pouce et armés de longs fils qui resteront hors de la vulve et serviront à les retirer plus tard, il introduit dans le vagin un spéculum plein, en retire l'embout et verse successivement plusieurs verres d'eau fraîche, jusqu'à ce que tous les caillots soient enlevés et que le col de l'utérus soit bien nettoyé. Alors il saisit un des bourdonnets avec une pince à polype, l'imbibe d'une solution de perchlorure de fer et après l'avoir légèrement exprimé, le porte jusque dans le col, s'il est possible, ou du moins exactement jusqu'à son orifice qui, en pareille circonstance, est toujours un peu entr'ouvert. Il entoure ce bourdonnet de 4 ou 5 autres, également imbibés de perchlorure, de manière à remplir tout le fond du vagin et, après cela, introduit 4 ou 5 bourdonnets secs, puis 4 ou 5 morceaux d'agaric, puis 4 ou 5 bourdonnets, tous également secs et ainsi de suite alternativement, jusqu'à ce que le vagin soit aux trois quarts rempli. Cela fait, il se sert de bourdonnets imbibés d'huile et non munis de fils pour achever de bourrer le vagin et, arrivé à la vulve, il soutient le tout par un bouchon de liége et un bandage en T. Nous avons souvent entendu le savant professeur insister sur la nécessité presque absolue du spéculum pour bien faire le tamponnement.

9° Braun a indiqué une autre méthode ingénieuse, sous le nom de *colpeurysis*, mais qui est loin de valoir le tamponnement. Son appareil s'appelle colpeurynter ou metreurynter. Il est formé d'une vessie en caoutchouc adaptée à un tube en caoutchouc, garni de corne à son intérieur et portant à son extrémité une pipette de laiton et un anneau destiné à recevoir l'anse d'un cordon de soie qu'on attachera aux hanches de la femme quand la vessie sera introduite dans le vagin. On dilate l'ampoule au moyen d'une seringue, d'un clysopompe, etc. Il n'est pas exposé à se putréfier, peut se graduer, peut facilement s'enlever et se réintroduire. Nægelé ne lui reconnaît que deux inconvénients, crevant facilement et coûteux.

Il est d'autres appareils ayant beaucoup d'analogie avec le précédent ; tels sont le tampon de Chiari (vessie de porc fermée par soupape métallique), le tampon-vessie de Wellenberg, la vessie de peau préparée de Hüter, la vessie de chien de Busch (robinet) et enfin le sphéno-siphon de Schnackenberg, qui, à notre connaissance, n'a jamais été employé.

Au tamponnement on associera souvent l'éponge préparée.

L'éponge préparée, inventée par Bruninghausen en 1820, employée par Siebold, puis par Simpson en 1850, fut vulgarisée par Kluge, qui imagina une pince destinée à porter l'éponge dans le col utérin pour provoquer l'accouchement. Cette méthode peut parfaitement servir à la délivrance. — L'emploi préalable du spéculum sera ici extrêmement utile. Une fois introduite, sous l'influence de la chaleur et du liquide qui l'imbibe, l'éponge se dilate peu à peu et provoque les contractions de la matrice et la dilatation du col.

On se sert généralement d'éponge préparée à la ficelle, se laissant tailler facilement avec un instrument bien acéré et même polir à la lime. On lui donne la forme d'un cône de 4 1/2 centimètres de haut, de 1 1/2 centimètre d'épaisseur à la base.

Comme succédanés de l'éponge préparée, on a employé l'ivoire dépourvu de sels calcaires (clous de Becquerel) et les tiges de *laminaria digitata*. Marion Sims et Hubert, de Louvain, se sont bien trouvés de l'emploi de ce dernier corps.

Nous terminons ce trop long travail par une dernière classe d'appareils, qu'on introduit non plus seulement dans le vagin, mais dans l'utérus même. Ce sont les *dilatateurs intra-utérins*. Ces appareils ont été imaginés pour provoquer l'accouchement, mais pourront très-bien servir pour la délivrance artificielle dans l'avortement.

Ces dilatateurs consistent en des vessies en caoutchouc que l'on dilate en y injectant de l'air ou de l'eau tiède, après les avoir fait pénétrer dans l'intérieur de la cavité utérine.

Ils provoquent inévitablement, dans l'espace de quelques heures, des contractions de la matrice. « L'irritation continue que l'ampoule produit sur l'orifice utérin, dit le D' Guéniot, me paraît être, dans ce cas, la cause essentielle de son efficacité, car l'orifice interne du col est le vrai point irritable de la matrice, comme la région du sphyncter anal l'est pour le gros intestin. »

Le D' Chassagny, publie dans le *Bull. de thérap.* de 1863, une observation de rétention après avortement au troisième mois. L'ampoule introduite fut injectée de façon à lui donner l'épaisseur d'une orange mandarine. Dix minutes après, les douleurs se réveillaient et, après cinq heures de durée, l'ampoule se trouvait engagée dans le col et, derrière elle, un délivre dont les adhérences s'étaient complétement détachées pendant ce travail artificiel et qui présentait des traces manifestes d'un commencement de décomposition putride. La guérison fut rapide.

Le dilatateur de Barnes, décrit dans *The Lancet* 1863, ne diffère guère de celui de S. Tarnier. Ce dernier se trouvera tout au long, soit dans le *Bull. de l'Acad. de Méd.*, t. XXVIII, 1862, soit dans la *Gaz. des Hôpitaux* de la même année, soit dans le *Traité d'accouchements* de Nægelé et Grenser, traduit par Aubenas. Nous y renvoyons le lecteur.

M. Stoltz dit arriver au même résultat par l'introduction d'une simple sonde en gomme élastique.

Tout récemment, M. le professeur Pajot a imaginé un instrument du même genre, se composant d'un tube en caoutchouc de Gariel, dont l'extrémité supérieure est dilatable (construit spécialement pour Pajot, à parois plus épaisses que celui du commerce) et d'une canule courbe en métal s'introduisant dans le tube en caoutchouc, servant à la fois de mandrin et de conducteur pour l'eau ou l'air destiné à gonfler l'ampoule.

Cet appareil, comme les précédents, est appelé à rendre de grands services.

Il resterait à parler du traitement des autres accidents ou complications qui peuvent survenir dans les rétentions du délivre, tels que métrite, péritonite, métropéritonites, accidents nerveux, etc., mais ce serait sortir du cadre que nous nous sommes tracé.

9 782019 252977